# LEÇONS

SUR

# L'ANATOMIE PATHOLOGIQUE

## DES MÉTRITES, DES SALPINGITES

ET

## DES CANCERS DE L'UTÉRUS

FAITES A L'HOTEL-DIEU

PAR

### M. V. Cornil

Professeur à la Faculté de médecine de Paris, membre
de l'Académie de médecine,

ET RECUEILLIES PAR M. LAFFITTE, INTERNE DES HÔPITAUX
ET M. LE DOCTEUR TOUPET, ANCIEN INTERNE DES HÔPITAUX

———⇒╪⇐———

PARIS

Ancienne Librairie Germer Baillière & Cie

FÉLIX ALCAN, ÉDITEUR

108, BOULEVARD SAINT-GERMAIN, 108

1889

# ANATOMIE PATHOLOGIQUE

## DES MÉTRITES, DES SALPINGITES

ET

## DES CANCERS DE L'UTÉRUS

Extrait du *Journal des Connaissances médicales* (1888).

# LEÇONS

SUR

# L'ANATOMIE PATHOLOGIQUE

## DES MÉTRITES, DES SALPINGITES

ET

## DES CANCERS DE L'UTÉRUS

FAITES A L'HOTEL-DIEU

PAR

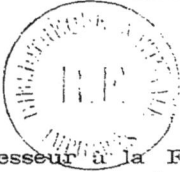

### M. V. Cornil

Professeur à la Faculté de médecine de Paris, membre
de l'Académie de médecine,

ET RECUEILLIES PAR M. LAFFITTE, INTERNE DES HÔPITAUX
ET M. LE Docteur TOUPET, ANCIEN INTERNE DES HÔPITAUX

———— ≕⧯≕ ————

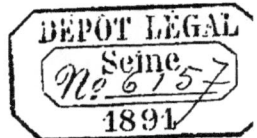

## PARIS

Ancienne Librairie Germer Baillière & Cie

### FÉLIX ALCAN, ÉDITEUR

108, BOULEVARD SAINT-GERMAIN, 108

—

1889

# ANATOMIE PATHOLOGIQUE

## DES MÉTRITES

LEÇONS FAITES A L'HOTEL-DIEU

PAR V. CORNIL

et recueillies

PAR M. LAFFITTE, INTERNE DES HOPITAUX

### PREMIÈRE LEÇON

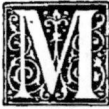

ESSIEURS, je me propose de vous exposer l'anatomie pathologique des métrites, qui ne me paraît pas avoir été suffisamment étudiée jusqu'ici.

Jusqu'à ces dernières années il était, en effet, très difficile, sinon impossible, d'analyser complètement l'histologie pathologique de l'utérus et de ses annexes. On ne pouvait, en France tout au moins, faire d'examen que sur les cadavres d'individus morts depuis vingt-quatre heures au minimum. Or, la muqueuse utérine est d'une texture fort délicate et se modifie rapidement sur le cadavre, si bien qu'un examen pratiqué vingt-quatre heures après la mort ne donne que des résultats inexacts et tout à fait incomplets en ce qui concerne l'état des cellules. Il est impossible alors de constater les détails d'histologie fine, d'apprécier les divers modes de l'état physiologique ou pathologique des éléments cellulaires. L'histologiste ne doit pratiquer l'examen de l'utérus et de ses annexes que sur des organes frais, tels que ceux qui viennent d'être enlevés par les chirurgiens. C'est ce qu'il est permis de faire aujourd'hui, grâce aux hardiesses des chirurgiens qui, dans certains cas, n'hésitent pas à faire l'ablation des annexes de l'utérus ou de l'utérus tout entier, soit par la laparotomie, soit par l'opération de l'hystérectomie vaginale. Les préparations histologiques que je ferai passer sous vos yeux proviennent toutes de divers utérus enlevés en ville ou dans les services de chirurgie des hôpitaux par mes chers collègues, MM. Péan, Terrillon, Pozzi, Routier, Bouilly, etc.; les pièces, qui m'étaient remises aussitôt après l'opération, vous permettront de voir les lésions des divers éléments de l'organe avant toute modification cadavérique.

Mais, avant de vous exposer ces lésions, je crois indispensable de vous rappeler quelques points d'anatomie normale; j'insisterai surtout sur la structure de la muqueuse utérine dont l'étude nous intéresse tout spécialement. La structure de la muqueuse normale nous étant connue, il nous sera plus facile d'embrasser l'ensemble des lésions, d'en limiter la topographie, d'en étudier tous les détails.

## Histologie normale de la muqueuse utérine.

La muqueuse utérine offre des caractères différents suivant l'âge de la femme, suivant l'état de vacuité de l'utérus ou l'état de grossesse, suivant qu'on l'étudie pendant la période menstruelle ou en dehors de la menstruation. Nous prendrons comme type de description la muqueuse d'une femme adulte, en dehors de l'époque des règles. Laissant de côté les modifications profondes qu'elle subit pendant la grossesse et après l'accouchement, nous examinerons ensuite les changements qui surviennent pendant la période menstruelle.

Lorsqu'on ouvre l'utérus d'une femme adulte suivant l'un de ses bords et qu'on l'étale, la muqueuse apparaît avec des caractères macroscopiques et microscopiques différents suivant qu'elle tapisse la cavité du corps ou celle du col.

La *muqueuse du corps* offre une coloration grisâtre ou gris rosé. Elle se continue d'une part avec celle des trompes au niveau des angles de l'utérus, d'autre part avec celle du col au niveau d'un point rétréci qu'on appelle orifice interne du col, isthme de l'utérus. Son épaisseur varie suivant les auteurs ; Coste et Ch. Robin lui donnent une épaisseur de 6 à 8 millimètres, Robin de 3 à 6 millimètres pendant l'état de vacuité de l'utérus, M. Sappey 2 millimètres. Cette différence dans les résultats obtenus tient à ce que la muqueuse est intimement unie à la couche musculaire et qu'il est fort difficile d'en marquer les limites. On ne peut en effet se rendre compte de cette épaisseur très variable qu'en la mesurant sur des coupes bien orientées et examinées au microscope à un faible grossissement. Les faisceaux musculaires qui se trouvent à la base de la muqueuse en forment la limite. En dehors de la menstruation et des états pathologiques elle ne dépasse généralement pas 1 millimètre. —Elle est tout à fait lisse et unie, bien différente en cela de celle du col, comme nous le verrons bientôt. Cependant, en faisant usage de la loupe, on voit que sa surface est criblée d'une infinité d'orifices qui représentent l'embouchure d'autant de conduits glandulaires. La muqueuse comprend dans sa structure un épithélium et un chorion, avec des glandes extrêmement nombreuses, des vaisseaux et des nerfs.

L'épithélium de revêtement est cylindrique et pourvu de cils vibratiles dont les mouvements se font du col de l'utérus vers les trompes. Ces cellules possèdent un noyau qui fixe fortement le carmin.

Le derme ou chorion est diversement décrit par les histologistes. Robin le dit formé par du tissu conjonctif à toutes les périodes de développement ; pour Léopold (de Leipzig), il se compose de tissu conjonctif fibrillaire dont les fibrilles sont recouvertes par des cellules aplaties.

Les glandes sont extrêmement nombreuses. Ce sont des glandes en tube, souvent flexueuses, simples d'ordinaire, très rarement bifides. Assez courtes à l'état normal, leur longueur ne dépasse pas un demi-millimètre. Elles sont tantôt perpendiculaires à la surface de la muqueuse, tantôt et plus souvent légèrement obliques, et plongent parfois par leur partie profonde jusque dans la couche musculaire. L'épithélium qui tapisse leur membrane propre est cylindrique à cils vibratiles, c'est-à-dire semblable à l'épithélium de la muqueuse, fait extrêmement intéressant et remarquable, puisque c'est le seul exemple dans l'économie où l'on trouve des glandes avec un tel revêtement. Les cellules glandulaires sont plus minces, plus longues, plus pressées les unes contre les autres que les cellules de revêtement. Il va sans dire que pour les démontrer dans l'utérus normal de la femme, il faut avoir à sa disposition un organe absolument frais. Les cils vibratiles sont plus difficiles à démontrer dans les coupes de la muqueuse altérée par l'inflammation; on les y observe cependant très bien par places dans quelques cas de métrite chronique.

En dehors de la paroi glandulaire on trouve, même à l'état normal, du tissu conjonctif possédant des petites cellules aplaties, allongées lorsqu'on les observe sur une coupe et munies de noyaux ovoïdes : cet aspect particulier a pu les faire confondre avec des cellules musculaires lisses munies d'un noyau. — Cette couche de tissu conjonctif est épaisse, serrée; entre elle et la paroi propre de la glande on voit une couche bien nette de cellules plates du tissu conjonctif; disposition qu'il faut bien retenir, car elle sert parfois à faire reconnaître l'inflammation simple de l'épithéliome : dans ce dernier, en effet, cette couche de cellules plates a généralement disparu.

Durant la *période menstruelle*, la muqueuse utérine offre des modifications profondes de ses divers éléments. Son épaisseur augmente considérablement, ce qui est dû à une infiltration œdémateuse par suite de la turgescence des vaisseaux, de la tuméfaction des glandes et de la multiplication des éléments du tissu conjonctif.

Les vaisseaux sont volumineux et occupent une place plus grande qu'a l'état normal. Cette vascularisation intense du tissu conjonctif se traduit par un léger œdème inflammatoire, la sérosité remplissant les interstices situés entre les faisceaux fibreux et gonflant les cellules; des globules blancs sortent des vaisseaux par diapédèse, et se déversent dans les mailles du tissu conjonctif.

L'hypertrophie glandulaire est le fait le plus caractéristique dans cette période : elle se fait aussi bien suivant la

largeur de la glande que suivant sa longueur. Cet allongement est d'abord d'origine mécanique, les glandes étant
obligées de suivre le développement du tissu conjonctif
qui leur sert en quelque sorte de soutien. Mais là n'est pas
la seule cause : il est dû surtout à la multiplication active des
cellules épithéliales qui tapissent la glande. Il n'est pas rare
de trouver deux ou plusieurs rangées de cellules qui en
obturent en quelque sorte la lumière, qui s'entassent dans
les culs-de-sac et qui, par leur seule présence, augmentent
d'une façon notable leurs dimensions. La glande ne pouvant pas se développer suivant sa longueur, se contourne
en tire-bouchon, se pelotonne sur elle-même, de façon
qu'elle occupe le moins d'espace possible en s'allongeant le
plus possible. Une coupe de la muqueuse faite à ce moment,
montre bien les détails que nous venons de signaler. On y
constate un grand nombre de sections des tubes glandulaires coupés suivant leur largeur ; ces sections de glandes
sont d'autant plus volumineuses qu'on se rapproche davantage de la face profonde de la muqueuse où elles acquièrent
leur plus grand développement ; en ce point, la coupe paraît
perforée d'une multitude de larges cavités. Plus superfi-
ciellement, on peut voir des tubes coupés suivant leur longueur et plus ou moins obliques par rapport à la surface
muqueuse.

Telles sont les modifications que présente la muqueuse
utérine au moment de l'hémorragie menstruelle ; elles per-
sistent une dizaine de jours, avant, pendant et après les
règles.

La muqueuse du *col de l'utérus* diffère de celle du corps
tant par son aspect extérieur que par sa structure. Elle est
plus blanche, plus résistante et moins épaisse. Elle offre des
irrégularités nombreuses tenant aux saillies que les branches de l'arbre de vie font dans la cavité cervicale. — Les
deux arbres de vie sont situés l'un en avant, l'autre en
arrière ; ils sont formés par une branche médiane principale, de laquelle se détachent à angle plus ou moins
aigu une série de plis plus courts et moins volumineux semblables aux barbes d'une plume s'insérant sur l'axe médian.

— Guyon a montré que la branche principale postérieure se déjette à gauche, tandis que l'antérieure se dirige vers la droite; de plus, les rameaux secondaires des deux arbres de vie s'emboîtent réciproquement, de sorte qu'à l'état normal, la cavité du col est virtuelle et que la muqueuse est, sauf l'interposition du mucus épais qu'elle sécrète, partout en contact avec elle-même.

Si l'on pratique une coupe longitudinale des branches de l'arbre de vie, on obtient, sur la section, des parties alternativement déprimées et saillantes. Les parties saillantes sont recouvertes par un épithélium cylindrique semblable à celui du corps, à cette exception près qu'il n'a pas de cils vibratiles; à mesure qu'on s'approche des parties anfractueuses, il devient de plus en plus muqueux et caliciforme.

Les glandes diffèrent tout à fait de celles du corps. Ce sont, en effet, soit des dépressions cupuliformes ou un peu allongées, simples, telles qu'on les observe à la surface des plis de l'arbre de vie, soit des glandes en grappe, acineuses, terminées par de nombreux culs-de-sac; toutes sont tapissées par un épithélium caliciforme. Les glandes en grappe se montrent surtout au fond des dépressions de l'arbre de vie (1). Nous savons que celles du corps sont au contraire des glandes en tube simple, exceptionnellement bifurquées, tapissées par un épithélium à cils vibratiles. Cette différence de structure entraîne forcément une différence de sécrétion : le liquide fourni par les glandes du corps est limpide, peu consistant, séreux; celui que donnent les glandes du col est épais, visqueux, cohérent, ainsi qu'on le voit dans le bouchon muqueux qui obture l'orifice du col pendant la grossesse.

Les caractères de la muqueuse se modifient beaucoup avec l'*âge* du sujet que l'on examine. Chez la petite fille, le col de l'utérus comprend à lui seul presque toute la longueur de l'organe, de sorte que les sécrétions utérines sont

_____

(1) SAPPEY, *Traité d'Anatomie*, dernier fascicule, 1864, in-12, p. 672. — CORNIL, Recherches sur la muqueuse du col utérin à l'état normal, *Journal de l'Anatomie*, 1ᵉʳ juillet 1864.

presque toutes fournies par la muqueuse cervicale. On ne trouve pas encore, chez ces jeunes sujets, les glandes en tube volumineuses que nous avons décrites dans le corps. Ces glandes ne se montrent qu'exceptionnellement avant la cinquième ou la sixième année ; elles sont assez rares jusqu'à la puberté où elles prennent leur entier développement et concourent surtout aux changements de caractère de la muqueuse.

Chez les femmes âgées qui ont dépassé depuis longtemps la ménopause, les modifications ne sont pas moins caractéristiques. La muqueuse utérine s'atrophie, diminue d'épaisseur, et prend une coloration grise, uniforme ; les glandes en tube, considérées dans le corps utérin et dans le col, sont rares, courtes, peu nombreuses, et deviennent souvent kystiques ; les glandes en grappe peuvent aussi voir leur conduit excréteur s'oblitérer ; le liquide s'accumule derrière l'obstacle. C'est ainsi que se forment les œufs de Naboth qu'il n'est pas rare de rencontrer dans la muqueuse du corps et du col des vieilles femmes. On note de plus assez souvent le rétrécissement ou l'oblitération de l'orifice interne du col et même de l'orifice externe. Comme, dans ces cas, il peut se faire des sécrétions morbides consécutivement à une métrite interne, on observe parfois un épanchement abondant contenu dans la cavité du corps de l'utérus distendu.

Les vaisseaux artériels de la muqueuse viennent des artères utérines et utéro-ovariennes qui, après avoir décrit de nombreuses flexuosités dans l'épaisseur du tissu musculaire, se capillarisent dans la muqueuse, formant des réseaux élégants autour du corps des glandes et autour de leur orifice. Aux artères font suite des veines qui sont extrêmement nombreuses, et vont se jeter dans le réseau intramusculaire. Les vaisseaux lymphatiques, bien étudiés par Léopold (de Leipzig) forment dans tout le derme muqueux un vaste reseau. De véritables lacs lymphatiques entoureraient les glandes, ainsi que les capillaires sanguins. Les conduits lymphatiques efférents vont se jeter dans un vaste plexus de canaux situés dans la couche musculaire moyenne de l'organe.

Les nerfs viennent du plexus hypogastrique ; leur terminaison dans les éléments de la muqueuse est mal connue. Cependant Frankenhauser a décrit un réseau de fibres sans myéline dans l'épaisseur de la muqueuse ; il aurait vu se détacher des filets qui iraient se terminer dans l'intérieur des glandes, entre les cellules de revêtement.

Nous aurons complété l'étude de la muqueuse utérine quand nous aurons montré les modifications qu'elle subit en passant du col sur le museau de tanche. Sur le museau de tanche, la muqueuse n'est autre que celle du vagin, franchement dermo-papillaire, avec un épithélium stratifié à plusieurs couches, un chorion épais et de nombreuses papilles vasculaires. La muqueuse du museau de tanche n'offre pas de glandes ; il faut cependant ne pas se laisser tromper par les cas où il existe un renversement en dehors de la muqueuse du col qui vient faire saillie dans la cavité vaginale : on trouve alors des glandes en grappe appartenant à cette muqueuse et non pas à celle du museau de tanche, ainsi qu'on serait tenté de le croire.

Je terminerai ces quelques notions anatomiques par l'étude succincte du tissu musculaire de l'utérus; cette étude nous offre aussi un certain intérêt, car elle nous permettra de mieux saisir la distribution des lésions dans la métrite parenchymateuse.

Le *tissu musculaire* de l'utérus, en dehors de la grossesse, est grisâtre à la coupe, très dense, criant presque sous le scalpel qui le divise. Il se superpose suivant trois couches principales qu'ont contribué à faire connaître Hélie et Chenantais. La couche profonde, sous-muqueuse, est surtout formée de faisceaux circulaires, concentriques, ayant l'orifice utérin de la trompe comme centre. Des fibres musculaires se montrent aussi au niveau de l'uretère où ils joueraient le rôle de vrais sphincters.

Hélie et Chenantais ont décrit sur la face antérieure et postérieure de la cavité du corps deux faisceaux qui, partis de l'orifice interne du col, se dirigent vers le fond de l'utérus.

Ces deux faisceaux ont la forme de deux Z allongés,

disposés en sens inverse l'un de l'autre. La couche moyenne est de beaucoup la plus épaisse : les fibres n'affectent aucune direction déterminée ; elles s'imbriquent de la façon la plus bizarre, sans aucun ordre, donnant au tissu utérin une sorte d'aspect caverneux. La couche superficielle comprend une bande médiane, longitudinale, dont les fibres moyennes s'entrecroisent sur le fond de l'utérus, tandis que les externes s'inclinent en dehors et se jettent sur les trompes et dans les ligaments larges, et une bande de fibres transversales qui sont surtout inférieures et se continuent avec les précédentes dont elles sont en quelque sorte l'une des origines.

Le muscle utérin est formé de fibres musculaires lisses possédant des noyaux allongés. Ces fibres acquièrent un développement énorme pendant la grossesse, et de plus elles se multiplient.

Le muscle utérin est essentiellement vasculaire. Les artères se font remarquer par leur disposition serpentine, hélicine, et par l'épaisseur de leurs parois. Les vaisseaux lymphatiques forment trois plans dans l'épaisseur du muscle : un plan dans l'épaisseur de la couche profonde, un dans la couche moyenne qui communique avec les lymphatiques du ligament large, enfin un dans la couche superficielle qui fait communiquer les lymphatiques sous-péritonéaux avec ceux de la couche moyenne.

Les terminaisons nerveuses dans la paroi musculaire de l'utérus sont encore peu connues ; Rein a montré cependant des ganglions nerveux soit à la surface des fibres musculaires, soit dans leur épaisseur.

Telles sont les notions d'anatomie normale que j'ai cru devoir vous rappeler. Vous vous rendrez compte qu'elles sont indispensables pour l'intelligence des lésions que les diverses variétés de métrites font subir soit à la muqueuse de l'utérus, soit au parenchyme même de l'organe.

# DES MÉTRITES

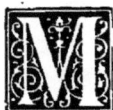

Messieurs, les métrites sont diversement divisées par les pathologistes ; de nombreuses formes et de nombreuses variétés ont été décrites, suivant qu'on a pris pour base de classification l'étiologie, les symptômes ou l'anatomie pathologique.

Je vous ferai d'abord remarquer qu'il est exceptionnel de voir une partie de l'organe prise seule et à l'exclusion des autres. Dans la majorité des cas, l'organe entier est plus ou moins envahi dans sa totalité, le col aussi bien que le corps et souvent aussi le parenchyme.

Mais cependant l'une des parties de la matrice est ordinairement affectée la première. Ainsi, c'est par le col que débutent les métrites consécutives à une irritation de la vulve et du vagin causée par les traumatismes vénériens, par la blennorrhagie ou par la syphilis. Il y aura au contraire prédominance des troubles de la muqueuse du corps de l'utérus lorsqu'il s'agira de lésions initiales des annexes de l'utérus, de salpingites, d'ovarites, de pelvi-péritonites, de phlegmon du ligament large, de tumeurs siégeant dans les annexes ou autour de l'utérus.

Aussi dans nombre de circonstances, les lésions peuvent-elles prédominer sur l'une ou l'autre partie de l'organe, sur la muqueuse ou le tissu utérin, ce qui justifie les divisions admises par les anatomo-pathologistes et nécessitées par la clinique.

Lorsque la muqueuse utérine est surtout atteinte, vous aurez affaire à la *métrite interne* ou *catarrhale*, ou *endométrite ;* et, comme les lésions peuvent être limitées au corps ou au col de l'organe, on distinguera l'*endométrite du corps* et celle *du col*. Si les lésions sont plus spécialement limitées au parenchyme, vous aurez la variété dite *parenchymateuse*. La maladie pouvant, dans tous les cas, affecter une marche *aiguë* ou *chronique*, chacune de ces variétés recevra l'épithète correspondante. Le tableau suivant fixera ces divisions dans votre esprit.

$$\text{Métrites :}\begin{cases} \text{A.} \quad \textit{Interne} \\ \qquad \text{ou} \\ \qquad \textit{Endométrite,} \\ \text{B.} \enspace \textit{Parenchymateuse} \end{cases} \begin{cases} 1^o \text{ du } \textit{corps} \\ \quad \text{de l'utérus} \\ 2^o \text{ du } \textit{col} \text{ de} \\ \quad \text{l'utérus} \end{cases} \begin{cases} \textit{aiguë} \\ \text{ou} \\ \textit{subaiguë.} \end{cases}$$

### 1º Endométrite du corps de l'utérus.

Nous commençons, Messieurs, cette étude de la métrite par la métrite interne du corps de l'utérus.

Je n'insisterai pas sur la description de *l'endométrite aiguë*. Assez fréquente, puisqu'elle peut succéder à tous les actes qui produisent une congestion intense de la muqueuse utérine, et surtout à l'inoculation du pus blennorrhagique, elle est mal connue au point de vue anatomopathologique, car les autopsies en sont exceptionnelles.

L'*endométrite subaiguë* ou *chronique* est beaucoup plus fréquente; elle est limitée dans bien des cas à la muqueuse du corps; elle succède souvent aux accouchements laborieux et répétés, aux salpingites et ovarites, aux inflammations du péritoine pelvien ou à la paramétrite, aux tumeurs de l'utérus, telles que les fibro-myomes de la paroi, saillants ou non dans la cavité, ou aux tumeurs des annexes, trompes et ovaires; elle peut être provoquée par la présence des tumeurs pédiculées de la muqueuse ou du col, surtout par les diverses variétés de l'épithéliome du col. Un fait assez inexplicable, c'est qu'il n'est pas rare de la rencontrer chez les jeunes filles vierges; quelquefois elle est liée alors à la présence de myomes.

Les lésions que présente la muqueuse utérine dans cette maladie ont été diversement décrites, et bien des erreurs

ont été commises à la suite d'examens défectueux. On a dit
que l'épithélium de la muqueuse changeait de nature, et
que de cylindrique à cils vibratiles, il devenait pavimenteux, opinion que je regarde comme erronée; car il n'est
pas dans la nature de l'inflammation simple de produire de
telles transformations épithéliales. On ne rencontre de modifications du revêtement épithélique de la muqueuse que
lorsque le col étant en ectropion fait, pour ainsi dire, partie
de la paroi du vagin, ou lorsque ce même organe est saillant en dehors de la vulve, dans le prolapsus utérin.

De Sinéty, dans la dernière édition de son *Manuel de
gynécologie*, a donné une bonne description des lésions
anatomiques de la métrite, bien que l'examen *post mortem*
n'ait porté que sur une seule pièce. Il a surtout bien étudié
les végétations ou excroissances qu'on observe à la surface
de la muqueuse et qu'il a examinées sur des lambeaux enlevés par la curette de Récamier; mais il a moins insisté sur
les lésions de la muqueuse elle-même. Il décrit trois sortes
de végétations : les végétations *glandulaires*, formées par
des glandes hypertrophiées, devenues flexueuses, avec
épaississement du tissu conjonctif; les végétations uniquement *embryonnaires*, constituées par du tissu embryonnaire
avec de rares vaisseaux et seulement des vestiges de
glandes; enfin les végétations *vasculaires*, presque uniquement composées de vaisseaux dilatés, véritables tumeurs
sanguines.

Les modifications du stroma de la muqueuse ont été
signalées par Ruge (*Archiv für Gynœk.*), qui en a donné
une bonne description. Le résumé de ses travaux se trouve
dans le livre de Schrœder, traduit en français par Lauwers
et Hertoghe (1). Malgré ces recherches, il restait encore
quelques points intéressants à compléter; ce qui nous a
été possible par l'emploi des nouvelles méthodes histologiques. Avec le concours de M. Brault (2), j'ai étudié une
douzaine de pièces provenant d'utérus enlevés sur le vivant,
dans un but thérapeutique, et dont la presque totalité pro-

(1) Bruxelles, A. Manceau, 1886.
(2) CORNIL et BRAULT, Société anatomique, janvier 1888, p. 57.

vient d'opérations faites par M. Péan. L'ablation de l'utérus tout entier avait été pratiquée, soit en raison d'épithéliomes ou de carcinomes, ou de sarcomes à leur début, siégeant sur le col, soit en enlevant des myomes plus ou moins considérables siégeant dans les annexes ou dans la paroi musculaire de l'utérus, soit en raison de salpingites accompagnées de métrites, etc. Les examens histologiques de pièces qui viennent d'être enlevées par le chirurgien, qui sont placées de suite dans un liquide conservateur, ne ressemblent nullement à celles qu'on obtient après l'autopsie. Dans le premier cas, les tissus sont absolument conservés, tandis que dans le second les cellules de revêtement ne se voient plus et les cellules de l'épithélium des glandes sont elles-mêmes désintégrées pour la plupart, n'adhèrent plus ni entre elles ni à la paroi et ne laissent plus voir leurs cils vibratils; on pourrait par conséquent, si l'on étudiait l'utérus trente-six heures après la mort, croire à des altérations pathologiques, alors qu'il s'agit simplement de lésions cadavériques.

Lorsqu'on examine à l'œil nu la cavité d'un utérus atteint de métrite chronique, la muqueuse n'a pas l'apparence blanchâtre, la surface lisse et la raideur spéciale qu'elle présente à l'état normal. Elle est inégale à sa surface; elle est boursouflée, molle, pulpeuse, ressemblant par son aspect et sa consistance à de la gelée de groseille; la coloration est quelquefois plus foncée, et l'on a alors l'apparence d'une couche de sang transformée en caillots noirâtres, mous, cruoriques. Cette couche mollasse formée par la muqueuse enflammée, se déplace facilement sous le scalpel, comme s'il s'agissait d'un tissu ramolli. Il est facile de l'enlever, de la dilacérer avec une faible traction. Une congestion intense se voit dans toute l'épaisseur de la paroi utérine, dans l'interstice des fibres musculaires; mais elle atteint son maximum au niveau de la face profonde de la muqueuse, où elle est extrêmement prononcée.

Si l'on sectionne la muqueuse nettement, avec un couteau bien affilé, et qu'on observe la surface de coupe, il est très difficile de distinguer la muqueuse d'avec le muscle, ces deux parties ayant un aspect à peu près analogue. On arrive toutefois à les différencier en dilacérant doucement la surface utérine avec une curette ; la muqueuse s'enlève, en effet, tandis que le tissu musculaire résiste à l'action de l'instrument. C'est là le bénéfice du curage de la muqueuse, car la curette ne peut pénétrer dans le tissu musculaire lui-même que si ce dernier est ramolli par l'inflammation, ce qui est chose très rare.

Lorsque l'on a fait durcir la pièce dans l'alcool pour fixer les parties, et qu'on a pratiqué des coupes, on peut s'assurer que la muqueuse est plus ou moins considérablement épaissie. Lorsque, en effet, les coupes ont été colorées au picro-carmin, l'épaisseur de la muqueuse apparaît nettement à l'œil nu. Elle a une couleur un peu jaunâtre qui la différencie de la couche musculeuse, qui est rouge. Elle est, en outre, plus transparente, surtout dans sa couche profonde, ce qui est dû aux lacunes microscopiques causées par les tubes glandulaires. Pour bien apprécier ces détails à l'œil nu, il suffit de regarder en face du jour une préparation colorée au picro-carmin. On constate ainsi que la muqueuse atteint une épaisseur de 2, 3, 4, 5 millimètres, quelquefois même de 1 centimètre, et vous savez qu'elle n'a pas plus de 1 millimètre à l'état normal.

Sa surface, examinée sur ces coupes, au lieu d'être lisse, est devenue fongueuse et présente des saillies bosselées et des dépressions. Les végétations pathologiques de la surface ont reçu les noms de villosités, productions villeuses, fongosités, végétations, et la maladie a ainsi été appelée *métrite villeuse, fongueuse, granuleuse, végétante*. Ces végétations sont parfois considérables ; elles ont une forme arrondie, allongée, et deviennent parfois de véritables polypes qui peuvent être sessiles ou pédiculés. Dans d'autres cas, à côté de ces productions nouvelles, on voit de petits kystes du volume d'une tête d'épingle, tout à fait analogues aux œufs de Naboth, qui sont si communs dans la cavité cervicale et à la surface du museau de tanche, et qui reconnaissent la même origine glandulaire. Ils diffèrent toutefois de ces derniers par la qualité du liquide qu'ils renferment. Leur contenu est, d'ailleurs, plus liquide plus séreux, moins consistant, moins gélatiniforme, que les œufs de Naboth développés dans le col utérin.

Les petits kystes glandulaires du corps de l'utérus s'observent plus souvent dans la métrite interne des femmes âgées que dans celle des jeunes femmes.

Tel est l'aspect macroscopique de la muqueuse utérine chroniquement enflammée. Si nous en faisons une coupe fine, et si nous l'examinons à un faible grossissement, 20 diamètres, par exemple, nous pourrons étudier les lésions des divers éléments qu'elle renferme. Ces altérations portent sur les glandes, le tissu conjonctif et les vaisseaux.

A la surface de la muqueuse, on voit la coupe de tubes glandulaires assez rapprochés, dont la direction est généralement perpendiculaire à cette surface ; mais il arrive parfois que la direction des glandes est oblique. Çà et là, on voit quelques orifices circulaires bordés d'épithélium qui représentent les sections transversales des tubes. A mesure qu'on s'approche de la face adhérente de la muqueuse, les sections transversales des tubes glandulaires augmentent de nombre, tandis que les coupes longitudinales des tubes diminuent rapidement et finissent bientôt par disparaître tout à fait. Enfin, tout près du point où la muqueuse adhère à la paroi musculaire, on voit une sorte de lame fenêtrée, à lumières élargies et rapprochées : ces coupes des glandes sont parfois dentelées, frangées sur leurs bords. Cette apparence s'explique facilement, si l'on songe que les sections que nous venons de décrire sont la coupe des culs-de-sac glandulaires, que les glandes, à peu près rectilignes au niveau de la face libre de la muqueuse, deviennent sinueuses, bosselées, se déforment en tire-bouchon vers la profondeur. A la surface de la muqueuse, les coupes longitudinales dominent ; profondément, au contraire, les coupes transversales existent seules, à cause de la direction sinueuse du corps des glandes et de leurs culs-de-sac. Cette disposition vous explique la fragilité plus grande de la muqueuse au niveau du point où elle s'unit au muscle utérin, puisque c'est là que les cavités glandulaires sont le plus nombreuses et le plus volumineuses, d'où résultent l'amincissement et la friabilité du tissu interstitiel.

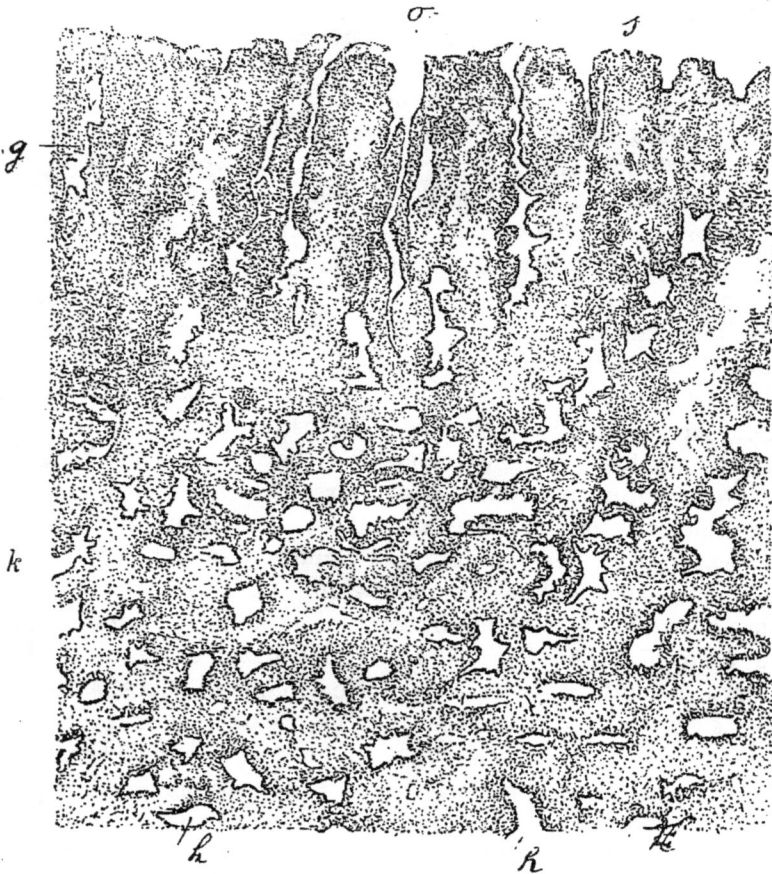

FIGURE 1. — Section de la muqueuse du corps utérin dans un cas de métrite chronique. (Grossissement de 15 diamètres.)

*o*, surface interne de la muqueuse; *s*, saillies de la muqueuse formées par un tissu conjonctif enflammé, et intermédiaires aux dépressions qui conduisent dans les glandes; *g*, glandes dont le trajet est sinueux, denttelé dans le tiers interne de la muqueuse; *k*, ces mêmes glandes apparaissant sous forme de sections dans les couches moyennes de la muqueuse; *h*, les mêmes coupes dans la couche profonde de la muqueuse.

La figure 1 représente, à un très faible grossissement (15 diamètres), cette disposition générale des glandes dans la muqueuse. Elles viennent s'ouvrir en effet à la surface de la muqueuse dans des dépressions séparées par des saillies irrégulières (*s*). Leur trajet est sinueux d'abord (*g*), et perpendiculaire à la surface de la muqueuse ; mais dans les couches moyenne et profonde de la muqueuse, on ne voit plus que des cavités irrégulières, souvent dentelées (*k, h, h*), creusées au milieu d'un tissu embryonnaire. Dans le fait qui a servi à ce dessin, la muqueuse n'avait pas moins de 8 millimètres d'épaisseur, et la partie représentée dans la figure 1 mesurait environ 6 millimètres.

La figure 3 offre, à un grossissement de 40 diamètres, une section de la muqueuse modifiée par l'endométrite. Pour se rendre bien compte de l'altération qu'elle a subie, il suffira de comparer entre elles les figures 2 et 3, dessi-

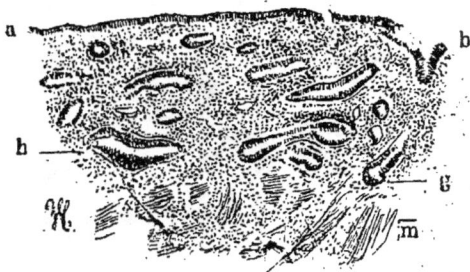

FIGURE 2. — Section de la muqueuse du corps dans un cas de myome. (Grossissement de 40 diamètres.)

*a*, revêtement épithélial formé d'une seule couche de cellules cylindriques à cils vibratils ; *b*, enfoncement infundibuliforme qui conduit dans une glande dont le cul-de-sac est en *g* ; *m*, tissu musculaire.

De *a* en *m*, on voit des coupes de glandes *h*, tantôt suivant une section transversale, tantôt suivant une section longitudinale.

Le fragment a été durci dans l'alcool, où il a été placé aussitôt après l'ablation chirurgicale de l'utérus et de ses annexes.

nées toutes les deux au même grossissement, et qui se rapportent, la figure 2 à un état à peu près normal, la figure 3 à une endométrite chronique de moyenne intensité.

L'utérus dont j'ai dessiné la muqueuse dans la figure 2 avait été enlevé par M. Péan pour des myomes volumineux développés dans sa paroi. Les glandes du corps (*g, h*), étaient très visibles, peut-être même un peu plus volumineuses que normalement en raison de l'irritation de voisinage déter-

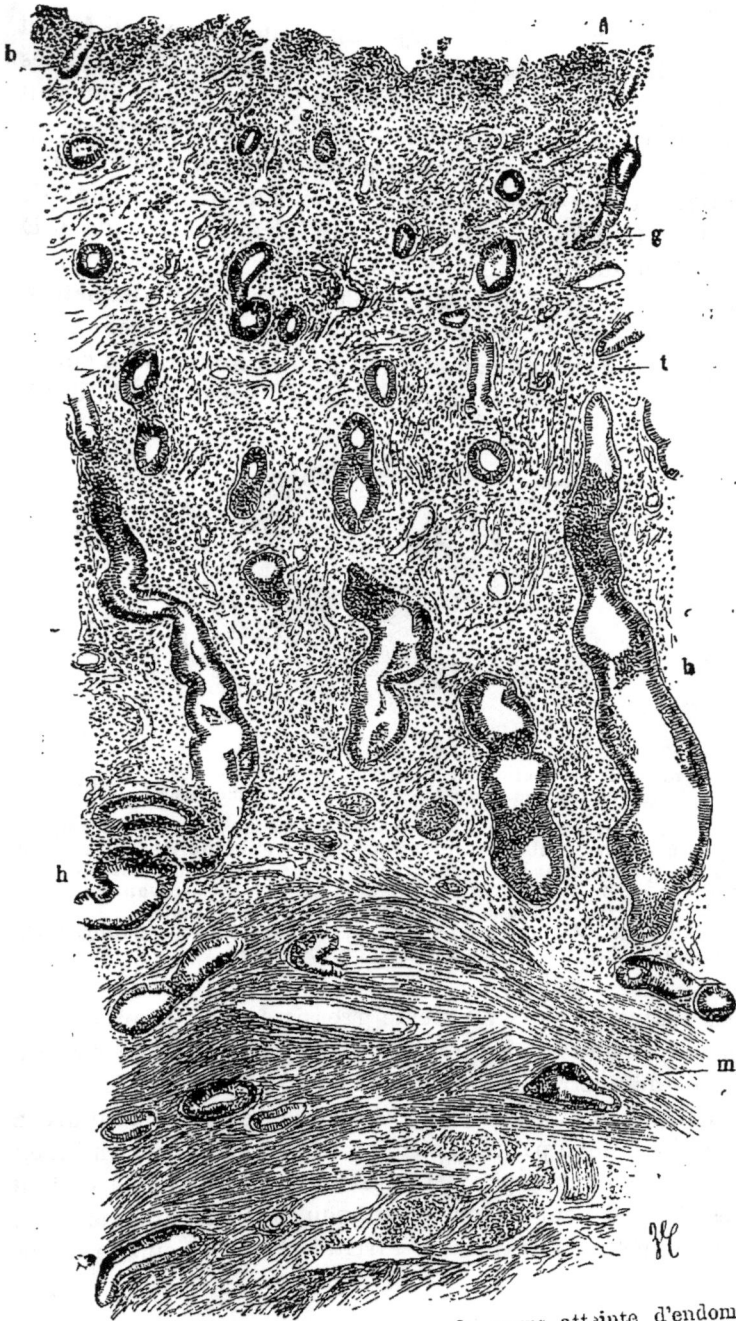

FIGURE 3. — Coupe de la muqueuse du corps atteinte d'endométrite.
(Grossissement de 40 diamètres.)

a, surface de la muqueuse dont le revêtement épithélial est en partie tombé; *b*, glande s'ouvrant à la surface de la muqueuse; *g*, cul-de-sac glandulaire situé plus profondément; *t*, tissu conjonctif de nouvelle formation contenant beaucoup de cellules lymphatiques; *h*, *h*, glandes coupées suivant leur longueur, flexueuses et dilatées par places; *m*, faisceaux de tissu musculaire lisse. Au sein de ce tissu musculaire on aperçoit les terminaisons des culs-de-sac glandulaires.

minée par les tumeurs voisines. Néanmoins, on peut le considérer comme très voisin de l'état normal.

La figure 3 se rapporte à un fait de métrite interne offrant l'ensemble des altérations qui sont le plus communément observées dans cette maladie.

Comme la figure 3 est dessinée au même grossissement que la précédente, elle permet de juger comparativement quel est l'accroissement considérable qu'ont subies les glandes et l'épaisseur de la muqueuse. La surface de la muqueuse *a* est irrégulière, un peu végétante, et laisse voir des dépressions répondant au goulot des glandes situées entre les parties saillantes. Bien que la pièce ait été placée dans l'alcool fort presque aussitôt après l'ablation chirurgicale, le revêtement épithélial de la surface de la muqueuse était irrégulier et il manquait souvent. Le tissu conjonctif, très riche en petites cellules arrondies ou ovoïdes est épaissi, et il montre de distance en distance des coupes transversales, obliques ou longitudinales des glandes. Ce tissu est très vascularisé; dans ses régions superficielles les vaisseaux sont petits, qu'ils se rapportent à des veinules, à des artérioles ou à des capillaires, mais ils sont beaucoup plus volumineux dans la couche profonde de la muqueuse.

On peut suivre facilement, sur la figure 3, la disposition des glandes; leurs sections montrent, dans la couche superficielle de la muqueuse, un diamètre un peu plus grand qu'à l'état normal, mais à mesure qu'on se rapproche de la partie profonde de la muqueuse, le diamètre des glandes, qu'on l'observe sur des sections transversales ou longitudinales, s'accroît dans une proportion considérable; il devient de deux à cinq fois plus grand, si bien qu'il semble y avoir de véritables petits kystes par dilatation du conduit ou des culs-de-sac glandulaires.

Par l'examen des deux figures 1 et 3 on peut apprécier aussi le trajet de ces glandes qui devient sinueux, renflé par places, en tire-bouchon, dans toute la partie moyenne de l'épaisseur de la muqueuse enflammée. A la limite inférieure de la muqueuse, là où elle confine au tissu musculaire, le trajet des glandes est irrégulier ; leurs culs-de-sac se dirigent irrégulièrement dans toutes les directions, et il en résulte que les coupes montrent, à ce niveau, les sections transversales à grand diamètre, circulaires ou circinées, de glandes très rapprochées les unes des autres. Nous avons déjà insisté sur cette disposition qu'il est facile de constater à l'œil nu sur les préparations colorées au picro-carmin.

La figure 3 montre en outre une disposition très intéressante, c'est la pénétration des glandes au-dessous de la muqueuse proprement dite, dans la paroi musculeuse de l'utérus. Ainsi, au milieu des faisceaux musculaires entrecroisés (m), on distingue facilement des sections glandulaires obliques ou circulaires, qui pénètrent à 1 ou 2 millimètres ou même plus, entre les muscles lisses de la paroi utérine. Les organes sécréteurs de la muqueuse ne rencontrent par conséquent pas de barrière infranchissable du côté de sa profondeur, et ils s'enfoncent au-dessous d'elle comme les glandes sudoripares au-dessous du derme. Cette extension en longueur des glandes du corps utérin ne s'observe à ce degré que dans l'inflammation chronique. Nous reviendrons sur ce caractère anatomique de la métrite et sur sa signification à propos de son diagnostic anatomique.

Nous constatons donc en premier lieu que la muqueuse du corps est très fortement épaissie en même temps que ses glandes sont très agrandies transversalement, flexueuses, allongées, étendues profondément au delà des limites de la muqueuse, dans le tissu musculaire utérin.

La signification de ces lésions est facile à comprendre : sous l'influence de la congestion et de l'inflammation chronique, les vaisseaux sont dilatés, la circulation et la nutrition plus actives, les cellules du tissu conjonctif se multiplient et s'hypertrophient ; le tissu fondamental ou conjonctif du chorion muqueux devient plus épais. En même temps les cellules épithéliales des glandes se multiplient ; il se fait une sécrétion plus active dans leur intérieur et les glandes, dans leur ensemble, deviennent plus volumineuses et plus longues. Elles suivent, en s'allongeant, l'accroissement en épaisseur du chorion ; mais leur allongement dépasse l'épaisseur de la muqueuse, et, dans cette dernière elle-même, elles offrent de nombreuses flexuosités comme si, par suite de l'hypergénèse de leurs éléments, elles étaient gênées dans leur élongation.

Ch. Robin décrit, il est vrai, les glandes du corps comme flexueuses à l'état normal ; mais ces inflexions sont loin d'approcher, à l'état physiologique, de ce qu'elles sont dans la métrite.

La figure 4, par exemple, où l'on peut suivre un tube glandulaire pendant un assez long trajet, montre les sinuosités en tire-bouchon, très rapprochées et très nombreuses que décrit son revêtement épithélial.

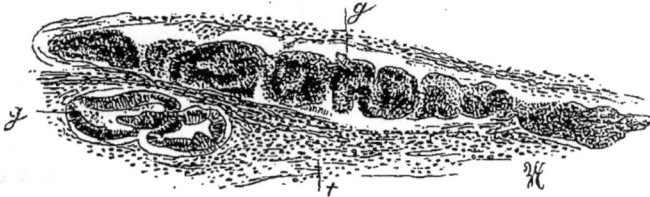

FIGURE 4. — Section de la muqueuse utérine dans l'endométrite.
(Grossissement de 40 diamètres.)
*g, g,* glandes en tube dont le revêtement et le contenu épithélial affectent la forme de tire-bouchon ; *t,* tissu conjonctif.

Les trois figures précédentes (fig. 1, 3, 4) vous donnent une idée assez exacte de ce qu'on voit le plus souvent, avec un faible grossissement, en examinant des coupes d'utérus dans l'endométrite chronique ; nous en avons examiné un très grand nombre, provenant d'une douzaine d'utérus atteints de cette maladie et enlevés presque tous par M. Péan. L'opération, faite le plus souvent par hystérectomie vaginale, avait été pratiquée soit pour des épithéliomes du col utérin à leur début, soit pour des myomes polypeux ou interstitiels, soit pour des tumeurs ovariques, soit pour remédier à des métrites compliquées de salpingites purulentes et de pelvipéritonite.

On pourrait supposer que le raclage de la muqueuse utérine employé comme moyen curatif de la métrite interne chronique doit enlever des lambeaux de la muqueuse altérée de la même façon. Les fragments de la muqueuse ainsi obtenus, durcis par l'alcool ou par les autres réactifs durcissants, aussitôt après l'opération, examinés aussi sur des coupes au microtome, donnent en effet exactement les mêmes résulats. D'excellentes descriptions accompagnées de dessins en ont été données par de Sinéty, Ruge, Schrœder, Ziegler, etc. Nous en avons aussi examiné beaucoup de spécimens.

La figure 5 se rapporte à un de ces morceaux de la muqueuse enlevés par la curette de Récamier. Il s'agissait de raclures molles, un peu semi-transparentes, friables, teintées en rose ou en rouge par le sang.

On voit sur ce dessin que toutes les glandes sont sinueuses et que leur paroi présente des festons, des parties alternativement saillantes et déprimées, toujours tapissées d'épithélium. Quelques-unes d'entre elles (*c*, *d*), sont dilatées au point qu'on a affaire à de petits kystes. On peut constater aussi qu'une même glande peut donner naissance à plusieurs tubes et culs-de-sacs, ainsi que cela s'observe dans la glande *e*, où la partie dilatée est l'aboutissant de trois tubes glandulaires. Le tissu conjonctif périphérique est très riche en petites cellules rondes et les vaisseaux *v, v, v*, sont très dilatés.

La seule différence que présentent ces coupes de fragments raclés avec les sections de la muqueuse, est qu'elles sont d'une orientation plus difficile. C'est pour cette raison qu'il vaut mieux étudier les sections de la muqueuse perpendiculaires à sa surface.

Maintenant que nous avons relaté brièvement la topographie des lésions, il convient de les analyser par l'emploi de plus forts grossissements.

Les coupes allongées ou circulaires représentant la section des glandes offrent généralement à leur bord interne une seule couche de cellules cylindriques à plateau. Lorsqu'il y a plusieurs couches superposées, les détails sont difficiles à saisir, mais quand on a des sections minces et bien orientées, on n'a le plus souvent sous les yeux qu'une seule rangée de cellules. Les cils vibratiles que l'on trouve sur l'épithélium glandulaire sain sont encore conservés en grande partie, et cette conservation des cils vibratiles sur des glandes ainsi modifiées par l'inflammation chronique est

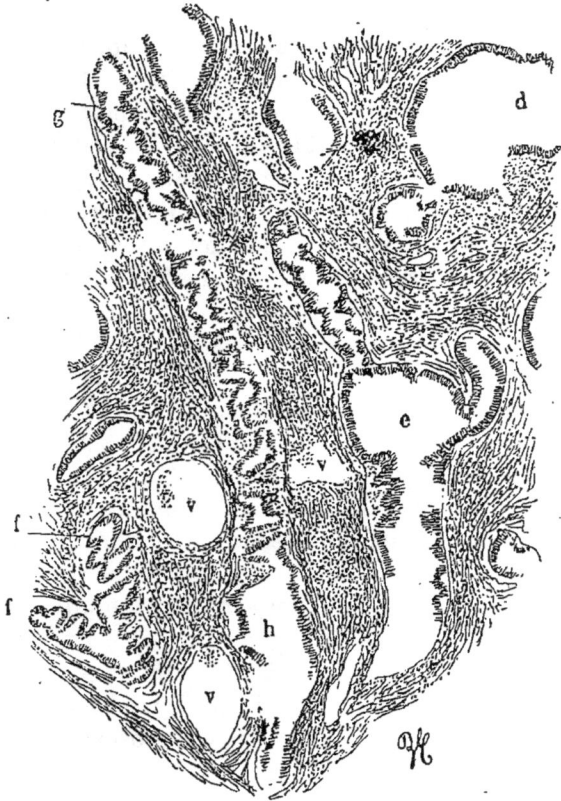

FIGURE 5. (Grossissement de 40 diamètres.)

*g*, glande sinueuse, en tire-bouchon, qui se termine par un renflement en *h; d*, cavité glandulaire presque kystique, qui se continue avec une section glandulaire; *e*, renflement glandulare d'où partent trois tubes, dont deux très nettement flexueux; *v, v, v*, vaisseaux sanguins dilatés.

Toutes ces glandes sont situées au milieu d'un tissu conjonctif riche en cellules.

un fait que je vous signale et sur lequel j'appelle spéciale-ment votre attention. Toutefois, il n'est pas toujours facile d'apercevoir ces cils ; il est indispensable d'avoir d'excel-lents objectifs et de faire usage de pièces irréprochablement fraîches.

Pour vous faire comprendre la différence qui existe entre

de bonnes et de mauvaises préparations, vous verrez celles
de l'utérus d'une jeune fille morte de fièvre typhoïde avec
une congestion utérine extrêmement intense. L'autopsie a été
faite vingt-quatre heures après la mort ; mais ce délai a été
trop considérable : les coupes de la muqueuse utérine que
nous avons pratiquées manquent de netteté. Les cellules de
revêtement glandulaire sont tombées ; à peine çà et là en
trouve-t-on quelques débris ; les cils vibratiles ont tout à
fait disparu. Pour avoir des préparations démonstratives,
il faut, je le répète, se procurer des pièces fraîches, sortant
des mains du chirurgien et que l'on a placées immédiatement après l'opération dans un liquide conservateur, de
préférence de l'alcool à 90°.

Sur la préparation de pièces d'une fraîcheur irréprochable,
quand les cils ont disparu, on voit à la surface de la cellule une couche légère de mucus, soit clair et homogène,
soit sous la forme de petites boules, soit légèrement strié,
comme s'il y avait eu agglutination des cils vibratiles. Les
cellules qui remplissent parfois complètement les alvéoles
glandulaires sont des cellules cylindriques identiques à
celles que l'on trouve normalement dans les glandes de
l'utérus, ou modifiées, ovoïdes, devenues muqueuses.

Un fait que vous noterez avec soin, c'est que les cellules
plates situées entre le revêtement épithélique de la glande
et la couche de tissu conjonctif périglandulaire sont toujours conservées (voyez en *d*, fig. 6) ; observation très im-
portante et surtout utile dans le cas où l'on hésitera entre
une inflammation simple de la muqueuse et un épithéliome
à cellules cylindriques.

Ces lésions vous semblent peut-être bien légères, et la
description que je viens de faire paraît se rapporter à un
état voisin de l'état normal.

Il ne s'agit en effet que de modifications qui ont leurs
analogues dans les troubles physiologiques de la muqueuse
pendant la menstruation, qui sont seulement plus accentuées et permanentes ; mais les désordres histologiques constatés du côté des glandes et du tissu conjonctif ne laissent
aucun doute sur leur nature inflammatoire.

Du côté des glandes on constate d'abord une sécrétion

exagérée de mucus, puis des phénomènes de karyokinèse parfaitement nets.

Les glandes sécrètent une quantité de mucus anormale. Les cellules cylindriques qui tapissent leurs culs-de-sac sont souvent renflées, volumineuses, leur plateau n'existe pas

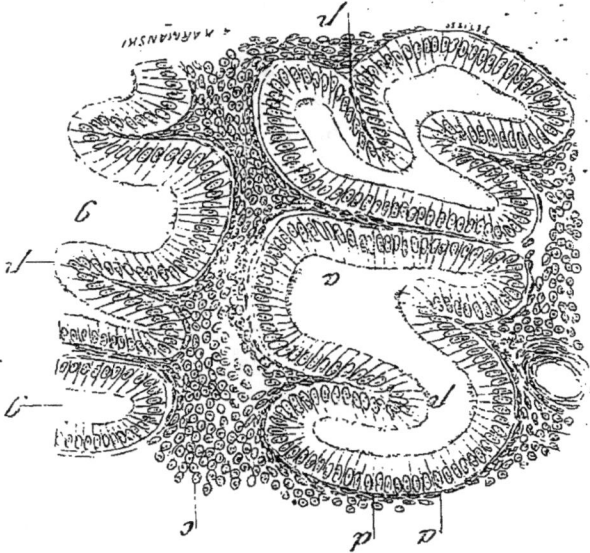

Figure 6. — Section de la muqueuse du corps utérin examinée à un grossissement de 200 diamètres.

a, revêtement épithélial de la surface interne des glandes ; d, couche de cellules aplaties faisant partie du tissu conjonctif qui limite la cavité glandulaire ; c, tissu conjonctif contenant des cellules arrondies ou un peu ovoïdes, en multiplication ; g, cavité d'une glande voisine dont la paroi n'est représentée qu'en partie ; p, p, saillies et plis de la membrane épithéliale et du tissu conjonctif de la paroi glandulaire.

toujours ou il est irrégulier ; elles sont remplies de mucus clair dans la partie voisine de leur bord libre. Les cils vibratiles disparaissent dans beaucoup de cas ; d'autres fois, ils sont remplacés par de petites gouttelettes de mucus. Cette sécrétion exagérée des cellules de revêtement a pour conséquence une dilatation pseudo-kystique de la glande, surtout prononcée vers les parties frangées, vers les culs-de-sac. Ceux-ci sont tapissés par une seule rangée de cellules ; mais leur cavité est comblée par une grande quantité de mucus et un nombre plus ou moins considérable de débris cellulaires.

Dans certaines métrites les glandes du corps de l'utérus contiennent, dans leur cavité un peu agrandie, des moules hyalins qui se colorent en jaune par le picrocarmin, en vert par l'hématoxyline, qui sont composés d'une substance vitreuse, dure, se coupant bien nettement par le rasoir. Sur les coupes transversales des glandes on voit une section circulaire de ce cylindre hyalin; sur une section oblique, on les aperçoit coupés en bec de flûte (1). Ces moules ressemblent aux cylindres hyalins de l'albuminurie chronique.

Les cellules de revêtement de la muqueuse, aussi bien que celles qui tapissent les parois de la glande, offrent les phénomènes de la karyokinèse.

Ces modifications ne sont pas spéciales à la métrite chronique; elles se montrent dans toutes les glandes, chaque fois que leurs cellules se renouvellent physiologiquement. Ce renouvellement physiologique a lieu dans l'utérus à chaque époque menstruelle. Pendant les règles, en effet, les parties superficielles de la muqueuse s'exfolient, les glandes deviennent plus volumineuses, une congestion active se montre dans l'épaisseur de la muqueuse. Peu à peu, ces phénomènes s'apaisent; l'épithélium se reproduit, les glandes diminuent de volume, et ainsi à chaque époque menstruelle. Il est certain que dans cette série de modifications physiologiques, il se produit des phénomènes de karyokinèse soit dans le revêtement épithélial de la muqueuse, soit dans celui des glandes. Ce fait me paraît indiscutable, bien que je n'aie pas eu l'occasion d'étudier la

(1) Nous avons observé un type de cette métrite chronique chez une femme âgée, opérée par hystérectomie vaginale par M. Routier, à l'hôpital Laënnec. Cette malade avait été prise de métrorrhagies et de leucorrhée fétide plusieurs années après la ménopause. On pensa à un cancer du corps de l'utérus au début et on décida l'opération de l'ablation totale de l'organe. La muqueuse du corps était le siège d'une tuméfaction limitée ressemblant à une petite fraise, rouge et grenue. Il y avait en outre un petit myome de la paroi musculaire de l'utérus. L'examen microscopique a montré dans la partie saillante beaucoup d'œufs de Naboth et de plus un allongement des glandes en tube qui présentaient presque toutes, dans leur lumière, des moules hyalins, durs, régulièrement cylindriques, pleins, ayant de 30 à 40 $\mu$ de diamètre transversal.

muqueuse utérine à ce point de vue pendant la menstruation, et ce serait un sujet d'étude intéressant que d'examiner ce qui se passe du côté des glandes pendant la période du rut chez les femelles d'animaux.

Quoi qu'il en soit, les phénomènes de la karyokinèse se montrent sur la muqueuse utérine atteinte de métrite chronique, soit qu'on ait fait des coupes de la muqueuse sur un utérus entier, soit qu'on ait examiné les produits fournis par le raclage des fongosités utérines. Sur une coupe de un demi-centimètre carré, par exemple, j'ai trouvé une vingtaine de cellules en karyokinèse. Cette coupe a été faite sur des fragments détachés avec la curette tranchante chez une femme atteinte d'endométrite chronique, à une époque éloignée des règles.

La figure 7 reproduit précisément les cellules cylindriques d'une glande. Dans la rangée qui est dessinée, on peut voir des noyaux qui deviennent plus volumineux et dont la nucléine se montre sous la forme de granulations et de filaments arborisés.

Dans d'autres noyaux on voit des plaques équatoriales ou des plaques polaires et, d'une façon générale, tout le processus de division. La figure que j'ai dessinée ici montre seulement les phases de début.

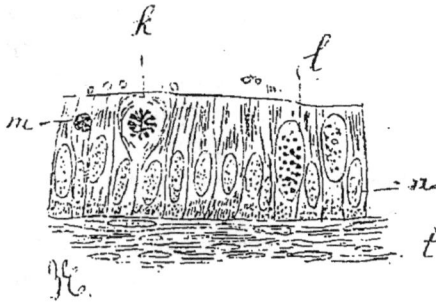

FIG. 7. — Revêtement épithélial d'une glande du corps de l'utérus dans la métrite. (Grossissement de 350 diamètres, objectif apochromatique de Reichert, oc. 4.)

l, noyau dans lequel il existe des grains et des filaments de nucléine; en accroissement; h, noyau présentant le début de la karyokinèse avec des filaments étoilés de nucléine; m, petite cellule migratrice ronde située entre les cellules cylindriques.

Je dois enfin vous signaler un troisième phénomène qui indique l'intensité du travail inflammatoire : c'est le passage des cellules lymphatiques dans l'intérieur de la cavité des glandes (voy. fig. 7, *m*). Ces cellules se sont échappées des capillaires par diapédèse, ont cheminé à travers la couche épithéliale de revêtement de la glande, et sont enfin tombées dans l'intérieur même du tube glandulaire. Ces cellules migratrices sont en nombre variable, et plus ou moins modifiées. Un grand nombre subissent la dégénérescence muqueuse ; cette dégénérescence est tout à fait semblable à celle que l'on observe dans l'inflammation des muqueuses proprement dites, celle de la trachée et des bronches, par exemple.

Des phénomènes analogues se montrent du côté de l'épithélium de la muqueuse. Vous savez qu'à l'état normal on trouve une couche unique de cellules cylindriques à cils vibratiles, extrêmement fragiles, et pouvant tomber sous le moindre contact. Quand la muqueuse est enflammée, cette couche épithéliale peut disparaître par places ; dans les points où elle existe, les cellules sont plus volumineuses, plus larges qu'à l'état normal ; elles se superposent en plusieurs couches. Entre elles, on voit de petites cellules lymphatiques, rondes, échappées des vaisseaux par le mécanisme de la diapédèse. Tout à fait à la surface, on voit les cellules perdre peu à peu leur forme cylindrique et devenir indifférentes ; plusieurs ont tendance à s'aplatir. Dans tous les cas, elles ont perdu leurs cils vibratiles, même quand elles ont conservé la forme cylindrique.

Le *tissu conjonctif* qui forme le stroma de la muqueuse subit des modifications parallèles à celles des glandes. L'infiltration par des cellules lympathiques migratrices et la distension des vaisseaux sont les deux phénomènes qui indiquent la participation du tissu conjonctif à l'inflammation chronique de la muqueuse.

A l'état normal, le tissu interglandulaire présente une disposition toute spéciale. Il n'offre pas, comme le tissu conjonctif ordinaire, des cellules plates avec des crêtes d'empreinte qui leur donnent l'aspect étoilé. Ce sont des cellules à noyaux ovoïdes, très rapprochées, séparées seulement par de petits faisceaux de tissu conjonctif. Cette apparence a induit en erreur certains observateurs qui ont cru avoir affaire à des fibres musculaires et qui ont nié la présence du tissu conjonctif dans la muqueuse. Pour eux, le derme muqueux est uniquement composé de fibres-cellules. Cependant, si l'on compare ces cellules avec celles du tissu musculaire lisse, on constate des différences évidentes. Il faut, pour avoir une idée aussi précise que possible de ces différences de structure, se servir d'un bon objectif apochromatique de Zeiss ou de Reichert donnant un grossissement de 400 diamètres. Les fibres-cellules sont très allongées, limitées par deux bords parallèles et disposées par faisceaux. Au centre de chaque cellule, on voit un noyau extrêmement allongé, en bâtonnet. Dans le stroma de la muqueuse utérine, on ne trouve ni ces longues fibres à noyau allongé ni cette disposition fasciculée. Je considère donc les éléments de la muqueuse comme formés par du tissu conjonctif avec de petites cellules et des noyaux ovoïdes.

Dans l'endométrite chronique, ces noyaux se gonflent, tendent à se rapprocher de la forme sphérique ; de nombreuses cellules migratrices se montrent autour d'eux ; les vaisseaux capillaires sont très dilatés, et dans certaines préparations ils se montrent énormes. Cette dilatation vasculaire et cette infiltration expliquent l'épaississement de la muqueuse que l'on constate à l'œil nu. Au niveau de l'angle rentrant que laissent entre elles les bosselures des glandes, on voit les éléments du tissu conjonctif avec leurs caractères ordinaires ; ils ne poussent pas de bourgeonnements, ne font pas saillie dans la lumière de la glande, comme cela se voit dans le cas de tumeur maligne. Dans l'intérieur des glandes utérines enflammées, on voit simplement le relief que forme la paroi glandulaire en s'appliquant à elle-même, en se plissant.

Le tissu cellulaire est en prolifération active, du moins à la période de début ; car plus tard on peut voir, surtout dans les parties superficielles, des traînées de tissu embryonnaire qui ont cessé de vivre. Les noyaux, en effet, ne se colorent plus par le carmin, tandis que ceux des cellules glandulaires se colorent encore. La présence de cellules rondes prouve que ce tissu était en pleine activité proliférative au moment où il s'est mortifié par places.

Les culs-de-sac glandulaires dépassent le plus souvent la limite profonde de la muqueuse et s'enfoncent entre les fibres musculaires sous-jacentes. C'est ce que vous pourrez observer sur nos préparations et sur nos dessins (voy. fig. 3), où, tout autour de culs-de-sac glandulaires, vous verrez des fibres musculaires sectionnées en travers ou en long suivant les hasards de la coupe. Nous n'avons pas affaire à une tumeur maligne, bien que les glandes aient envahi un tissu où, normalement, elles n'existent pas. C'est là un exemple remarquable de ce que, en ancienne anatomie générale, on appelait *hétérotopie glandulaire*. Sous l'influence de l'inflammation simple, les glandes ont pénétré plus profondément, contractant des rapports avec le tissu musculaire sous-jacent à la muqueuse. Dans cet envahissement du tissu musculaire, les glandes sont accompagnées d'une certaine quantité de tissu conjonctif qui les entoure.

Ces bourgeonnements des glandes accompagnées aussi de tissu conjonctif en prolifération, ne se font pas seulement vers la profondeur, ils peuvent se produire aussi à la surface de la muqueuse : ils donnent lieu alors à des polypes muqueux dont les dimensions sont variables, mais qui, d'ordinaire, ne dépassent pas le volume de la pulpe du doigt. Ces polypes sont formés par une agglomération des glandes de la muqueuse ; leur structure est semblable à celle de ces glandes; ils en diffèrent seulement par la présence de dilatations partielles qui se révèlent à la coupe par des vacuoles arrondies remplies de mucus.

En outre de ces polypes, qui représentent un bourgeonnement et une tuméfaction de la surface de la muqueuse contenant des glandes dilatées et devenues kystiques, on peut observer aussi des végétations saillantes volumineuses qui sont causées par le relief des parties plus profondes de la muqueuse enflammée. Ainsi, dans un utérus enlevé par M. Péan, il y avait, à la partie inférieure du corps de l'utérus, des portions saillantes, polypeuses, irrégulières, comme détachées; l'un de ces polypes ne mesurait pas moins de

2 centimètres en longeur. Sur les sections comprenant à la fois cette masse et toute la paroi utérine, nous avons constaté que le polype était formé non seulement par la muqueuse avec des glandes dilatées, mais aussi par du tissu musculaire provenant de la paroi utérine. Autour des glandes sinueuses, à culs-de-sac multiples et souvent dilatés, on trouvait des faisceaux formés de muscles lisses. Ce polype, adhérant au tissu musculaire utérin par un pédicule assez large, possédait donc lui-même une grande quantité d'éléments musculaires fasciculés autour des glandes qui le composaient.

Avant de terminer l'étude de la métrite interne, je veux attirer votre attention sur un point très intéressant en pratique. Un chirurgien vous enverra, avec prière de l'examiner au microscope, un utérus enlevé par l'hystérectomie; d'autres fois, il vous fera remettre des fongosités qu'il aura enlevées à la face interne de l'utérus avec la curette tranchante. Il vous demandera expressément s'il a affaire à une endométrite chronique ou à une tumeur de mauvaise nature, épithéliome ou carcinome. Sur quels éléments appuierez-vous votre appréciation?

Si l'on vous apporte le produit du raclage de l'utérus — et c'est le cas le plus fréquent — vous aurez une masse molle, fongueuse, presque en bouillie. Aussitôt après l'opération, vous placerez cette masse dans de l'alcool à 90° et vous agiterez. Au bout d'une heure, l'alcool est sale, rouge, souillé par le sang. Vous le jetez, et vous faites plonger votre pièce dans assez une grande quantité d'alcool nouveau, où vous le laissez six ou huit heures. Au bout de ce temps, vous fixez la pièce sur un bouchon avec une solution très épaisse de gomme; vous la replacez dans l'alcool où vous la laissez cinq ou six heures. A ce moment, vous portez le tout sous le microtome et vous pratiquez des coupes avec un grand rasoir bien affilé. Par ce procédé vous êtes en état de faire de bonnes coupes au bout de douze à quinze heures et de donner une réponse dans un délai assez rapide. Au lieu de la gomme, pour fixer les pièces, vous pouvez vous servir de paraffine, ou de collodion, ou de celloïdine.

Pour obtenir des résultats exacts, il faut absolument que vous fassiez des coupes ; le procédé qui consiste à dilacérer, à dissocier la pièce immédiatement après l'opération, et à l'examiner aussitôt au microscope, est mauvais ; jamais il ne vous permettra de faire un diagnostic anatomique sérieux.

Pour mieux distinguer les éléments que contiennent vos coupes, vous les colorerez au picro-carmin, à la safranine et à l'hématoxyline.

Parmi les épithéliomes de l'utérus, un seul peut être confondu avec la métrite interne, c'est l'épithéliome à cellules cylindriques.

Le diagnostic anatomique différentiel de la métrite interne du corps avec l'épithéliome à cellules cylindriques né primitivement sur la muqueuse du corps est difficile, car on y observe, sur des coupes, au microscope, des cavités tapissées par des couches bourgeonnantes d'épithélium cylindrique ; la paroi de ces cavités est plissée, végétante ; dans leur intérieur, on voit du mucus en amas globuleux ou des cellules desquamées et mortifiées ; autour d'elles, le tissu conjonctif offre des cellules très nombreuses en multiplication embryonnaire.

Vous voyez que cet aspect ne diffère pas essentiellement de celui que présente la muqueuse utérine atteinte d'endométrite. Vous ferez cependant le diagnostic entre la métrite et cette variété d'épithéliome si vous vous souvenez des caractères différentiels suivants :

En premier lieu, l'épithéliome n'est pas étalé en surface régulière comme la muqueuse hypertrophiée par l'inflammation ; on a affaire, dans l'épithéliome, à de gros bourgeons saillants ou à des plis indurés faisant une saillie notable, comme des circonvolutions, et séparés par des dépressions profondes. Sur les coupes perpendiculaires à la surface de la muqueuse et bien orientées, examinées à un faible grossissement, on ne voit pas de tubes glandulaires normaux venant s'ouvrir à la surface de la muqueuse et se continuant profondément avec les culs-de-sac comme cela est représenté dans les figures 2 et 3.

Si l'on examine les coupes avec un fort grossissement, on

reconnaît que dans la *métrite chronique*, la couche de cellules plates située entre la paroi glandulaire et le tissu conjonctif interglandulaire est toujours plus ou moins bien conservée. Dans l'épithéliome à cellules cylindriques on ne voit pas de cellules plates en dehors de la paroi des alvéoles ; le tissu conjonctif qui offre de nombreuses cellules embryonnaires donne directement insertion aux cellules épithélioïdes.

Dans la *métrite chronique*, il est presque toujours possible de trouver, par places, des cellules cylindriques ayant conservé leurs cils vibratiles. On ne trouve jamais de cils vibratiles dans les cellules de l'*épithéliome*.

Dans la *métrite chronique*, la transformation muqueuse se fait seulement au sommet de la cellule. Dans l'épithéliome muqueux, on trouve habituellement des cellules caliciformes, à bords nets, à cavité remplie en entier par du mucus débordant, à noyau plus ou moins refoulé vers la périphérie.

Enfin, dans l'épithéliome à cellules cylindriques, on observe souvent de nombreuses couches de cellules situées les unes au-dessus des autres, végétantes, formant une paroi épaisse à l'intérieur des cavités anormales irrégulières et plus ou moins considérables. Lorsque ces alvéoles de l'épithéliome sont assez grands, ils offrent à leur surface de petites papilles parfois en grand nombre, tapissées de cellules cylindriques.

Je dois ajouter que l'épithéliome à cellules cylindriques et primitif du corps est une néoplasie rare. La plupart des tumeurs malignes de l'utérus débutent en effet par le col. Les caractères à l'œil nu et au microscope qui séparent l'endométrite chronique de l'épithéliome à cellules cylindriques sont donc d'ordinaire assez tranchés pour que le diagnostic soit en réalité facile.

Vous allez examiner plusieurs coupes d'utérus atteints de métrite interne chronique ; vous vous rendrez compte par vous-mêmes des lésions que je viens de décrire. Mais il est nécessaire que je vous donne quelques renseignements sur la provenance des pièces qui ont servi à nos préparations.

L'une d'elles est l'utérus d'une religieuse autrefois mariée et qui eut un enfant. Elle a été opérée d'abord par M. Péan pour un ovaire kystique ; plus tard, on lui enleva un second ovaire qui présentait la même dégénérescence.

Plus récemment, M. Péan a pratiqué sur elle l'hystérecto -
mie pour une métrite interne extrêmement douloureuse. -

Dans un second cas, les annexes de l'utérus étaient in-
tactes ; peut-être existait-il un peu de pelvi-péritonite. Deux
ou trois corps fibreux de petit volume étaient disséminés
dans le tissu utérin, au-dessous de la muqueuse.

Dans un troisième fait de M. Péan il s'agissait d'une
pyo-salpingite double avec métrite interne très douloureuse.

D'autres coupes se rapportent à des utérus atteints de
fibro-myomes avec métrite interne concomitante.

Enfin une dernière série de coupes ont été pratiquées sur
des utérus dont le segment cervical était atteint des diverses
variétés du carcinome et de l'épithéliome, et dont la muqueuse du corps présentait les lésions très évidentes de l'endométrite chronique. Ces utérus avaient été enlevés par
hystérectomie vaginale, par des chirurgiens, le plus grand
nombre par M. Péan, et nous avaient été remis presque
aussitôt après l'opération.

## MÉTRITE DU COL

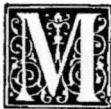

ESSIEURS, poursuivant le plan que je me suis tracé au début de ces leçons, je vous exposerai aujourd'hui la métrite du col et les lésions anatomiques qu'on y observe.

Vous savez qu'à l'état normal la muqueuse du col diffère de celle du corps par sa résistance, sa moindre épaisseur, les saillies de l'arbre de vie qu'elle présente, les glandes en grappe qu'elle contient. Je vous ai dit qu'au niveau des saillies l'épithélium est cylindrique, différent toutefois de celui du corps en ce qu'il n'offre pas de cils vibratils, mais qu'il change de caractère à mesure qu'on s'avance vers les parties anfractueuses où il est presque constamment caliciforme. Je vous rappelle qu'en passant du col sur le museau de tanche, la muqueuse devient dermo-papillaire avec un épithélium stratifié coiffant des papilles.

Les glandes en tube et en grappe que contient la muqueuse du col fournissent un mucus particulier qu'il est intéressant de bien connaître. Lorsque, en effet, on l'a coloré sur les coupes de pièces durcies par l'alcool, il offre au microscope une apparence qui pourrait induire en erreur si l'on n'était prévenu. Ce mucus se colore par la plupart des réactifs qui lui donnent chacun une teinte spéciale.

Etudions les caractères de la coloration par la safranine et par le carmin.

Supposons que nous ayons sous les yeux la coupe d'une glande avec sa paroi tapissée par une rangée régulière de cellules cylindriques pleines de mucus. Du bord libre de chaque cellule part un petit filament de mucus qui s'unit aux filaments venus des cellules voisines; leur réunion forme un faisceau de filaments de mucus qui remplit la lumière de la glande et sort par le goulot de celle-ci dans la cavité du col utérin.

Sur certaines préparations, on voit nettement chaque filament muqueux sortir séparément d'une cellule glandulaire, se placer parallèlement au filament voisin, de sorte que l'on aperçoit des masses de mucus formées de longs filaments parallèles, imbriqués et contenus tous dans la cavité de la glande. Ces filaments présentent des stries de couleur violacée produites par la safranine, et, de distance en distance, on voit de petites cellules rondes, ou cellules migratrices, devenues muqueuses elles-mêmes, de couleur plus foncée. Cette apparence striée en long du mucus, offrant des espèces de lamelles séparées de distance en distance par de petites cellules qui y sont logées, ressemble un peu à des lamelles osseuses décalcifiées. Elle surprend au premier abord et pourrait prêter à de grossières erreurs si l'on n'était pas prévenu.

Tel est l'aspect du mucus au moment où il sort des cellules glandulaires. Lorsqu'il est tombé dans la cavité du col, les filaments se réunissent, se pénètrent réciproquement et forment une sorte de bloc visqueux, homogène. Ce bloc, traité par la safranine, se colore en rouge violacé très intense. Examiné sous le microscope, il offre un fond de couleur rouge foncé; de distance en distance se montrent de petites cavités contenant chacune soit des granulations, soit des corpuscules ovoïdes, soit des corpuscules arrondis qui appartiennent à des débris de globules blancs. Ceux-ci ont été expulsés par diapédèse avec la sécrétion catarrhale et sont devenus muqueux.

Avec le carmin on obtient des figures analogues mais d'une coloration moins intense que par la safranine.

Ce mucus produit par les glandes du col est très épais, collant, visqueux; c'est lui qui se présente sous la forme d'un bouchon adhérent lorsqu'on saisit le col entre les valves du spéculum. Son adhérence est telle, à l'état normal, qu'on est obligé de le dilacérer, de le tordre, de l'enrouler autour d'un tampon d'ouate pour le détacher, et qu'il faut avoir recours parfois à des pinces qui l'enlèvent en le fragmentant. Cette union intime tient à ce que le mucus adhère non seulement à la surface de la muqueuse, mais encore aux dépressions de l'arbre de vie, et aussi au fond des culs-de-sac glandulaires aux cellules qui tapissent les anfractuosités et les glandes du col.

Après ces considérations préliminaires, je passe à l'étude de l'inflammation de la muqueuse du col de l'utérus.

Comme pour le corps, le processus inflammatoire peut être aigu ou chronique; de là deux grandes divisions dans les endométrites cervicales : l'*endométrite cervicale aiguë*, et l'*endométrite cervicale chronique*.

La première peut se montrer dans toutes les inflammations aiguës du vagin et du col de l'utérus, dans les vaginites, la blennorrhagie, le chancre, les plaques muqueuses du museau de tanche, etc. Cette inflammation aiguë se caractérise par une sécrétion trouble, opaque, mais néanmoins toujours visqueuse et gélatiniforme. Je n'insisterai pas sur les lésions de la muqueuse dans ces cas. Elles n'offrent rien que de banal. Comme dans toutes les inflammations, il y a prolifération cellulaire, chute de l'épithélium, congestion intense des capillaires, enfin diapédèse des globules blancs dans le derme muqueux, et issue de ces éléments dans le mucus sécrété, qui perd sa transparence normale et se trouble plus ou moins.

Les lésions de la métrite chronique du col sont plus intéressantes. Elles sont essentiellement caractérisées par l'exagération des phénomènes qui se passent à l'état normal. Les inégalités, les villosités de la muqueuse, sont arrivées à leur maximum; les anfractuosités de l'arbre de vie sont beaucoup plus profondes qu'à l'ordinaire; les cavités glandulaires ont des dimensions exagérées; enfin, la sécrétion du mucus est extrêmement augmentée; ce dernier est troublé, muco-purulent.

Le tissu conjonctif de la muqueuse offre des lésions parallèles consistant dans la multiplication de ses cellules, dans l'infiltration de ces cellules entre les fibres du tissu conjonctif.

Je vous fais passer un utérus tout entier enlevé récemment par M. Péan, et dans lequel le col offre à la fois une endométrite et un épithéliome. L'inflammation chronique de la muqueuse du col est consécutive au néoplasme.

Ces deux lésions, l'épithéliome et l'inflammation de la muqueuse, sont ici tout à fait distinctes, et peuvent se différencier facilement à l'œil nu. L'épithéliome s'est développé dans la portion vaginale du col en dehors de l'orifice du museau de tanche et au niveau de l'insertion vaginale ; il s'est propagé de là dans le tissu musculaire du col ; il est caractérisé à l'œil nu par la teinte grise, semi-transparente, par la mollesse et la friabilité de son tissu ; mais la muqueuse de la cavité du col proprement dite, dans toute son étendue, jusqu'à l'orifice externe, n'est pas atteinte par le néoplasme ; elle le recouvre simplement, et vous pouvez constater les plis normaux de l'arbre de vie, l'état vernissé normal de la surface de la muqueuse aussi bien que le mucus gélatiniforme qui la lubréfie. Toutefois, cette muqueuse présente des signes évidents d'inflammation ; lorsqu'on l'examine au microscope, sur des coupes, les glandes ont bourgeonné ; elles sont plus nombreuses, plus déprimées, plus ramifiées qu'à l'état physiologique ; les cellules glandulaires tapissant les culs-de-sac ont proliféré et donné naissance à de nombreux filaments de mucus ; de petites végétations, des villosités ovoïdes se montrent à sa surface ; son tissu conjonctif présente de nombreuses cellules. Toutes les parties de la muqueuse sont enflammées mais non dégénérées.

Ainsi qu'on peut le voir sur la figure 8, les glandes situées dans le tissu conjonctif très épaissi de la muqueuse sont très nombreuses et dilatées, et s'enfoncent très profondément comme cela se voit en *d*. La surface de la muqueuse (*s*), les anfractuosités (*a*) de l'arbre de vie, les papilles et les glandes sont tapissées de cellules cylindriques en dégénérescence muqueuse.

Dans le tissu musculaire sous-jacent à la muqueuse, on trouve au contraire de grands boyaux, tubulés, anastomosés, remplis de cellules épithélioïdes volumineuses, contenant de gros noyaux ovoïdes très souvent en karyokinèse. Ils sont tout à fait caractéristiques de l'épithéliome.

Ces boyaux épithéliaux s'élargissent par places et montrent parfois à leur centre une lumière remplie de cellules

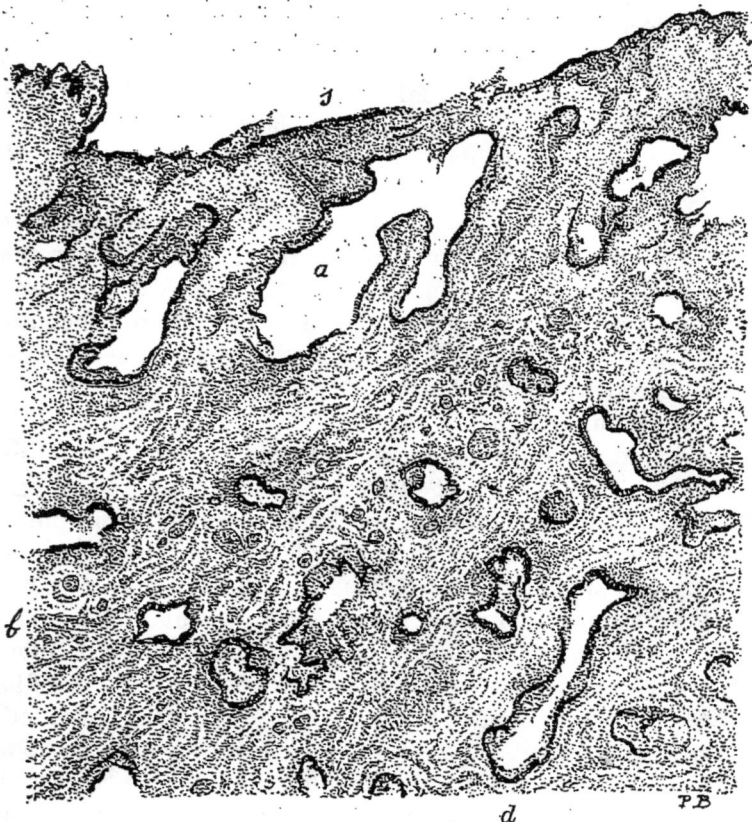

FIGURE 8. — Coupe de la muqueuse du col de l'utérus atteinte
d'inflammation chronique. (Grossissement de 40 diamètres.)

s, surface de la muqueuse; a, espace vide qui correspond à une
anfractuosité des plis de l'arbre de vie et au milieu de laquelle on voit
une villosité saillante et libre; d, glande située profondément; b, tissu
conjonctif enflammé de la muqueuse au milieu duquel on voit de nombreuses glandes.

dégénérées et libres. Ils se sont creusé leur place entre les
faisceaux musculaires qui forment la paroi de ces alvéoles
de l'épithéliome tubulé.

Sur les coupes perpendiculaires à la surface du col et comprenant toute son épaisseur, on voit d'abord la muqueuse
enflammée avec ses glandes et son tissu conjonctif, puis,
au-dessous d'elle une couche de tissu musculaire non altéré
et enfin plus profondément la partie du tissu musculaire

envahie par l'épithéliome, ce dernier affleurant et bourgeonnant dans la portion vaginale du col et dans le vagin.

Vous constaterez sur les coupes, Messieurs, que la séparation entre les lésions de ce néoplasme à son début et celles de la métrite est des plus nettes.

Voici une autre pièce dans laquelle la métrite du col s'est

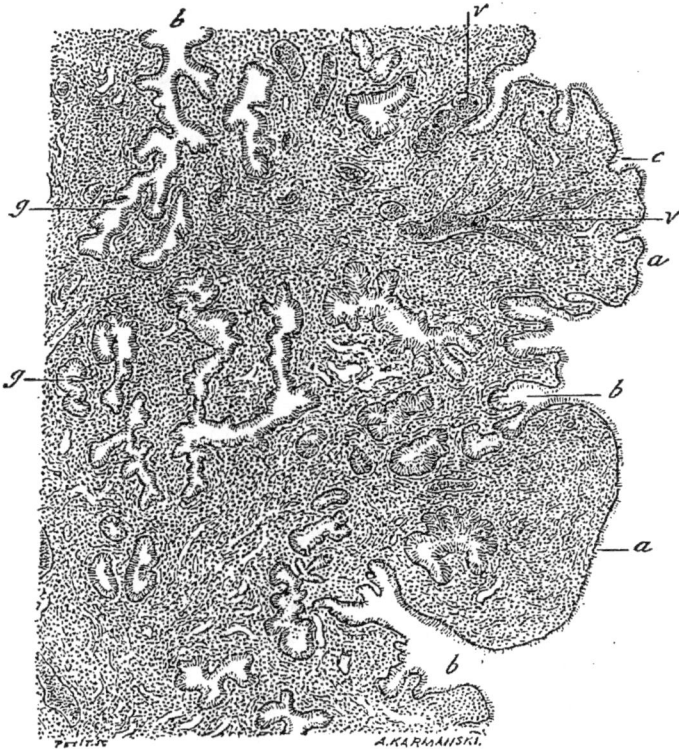

FIGURE 9. — Une portion de la coupe d'un polype glandulaire du col de l'utérus. (Grossissement de 60 diamètres.)

*a, a,* bourgeons superficiels du polype tapissés à leur surface par un épithélium cylindrique; *b,* goulot des glandes qui viennent s'ouvrir dans les dépressions situées entre les bourgeons; *g,* parties profondes et culs-de-sac des mêmes glandes; *v, v,* vaisseaux sanguins.

produite primitivement. C'est un utérus que M. Péan a enlevé à une femme de soixante-trois ans, dans la pensée qu'il s'agissait d'un cancer du col au début. Ce diagnostic clinique entre l'épithéliome au début et l'inflammation est, pour le dire en passant, parfois assez difficile. La malade dont il s'agissait dans ce cas avait été considérée comme atteinte de cancer, par deux professeurs distingués de l'Ecole préparatoire de Nantes. La muqueuse du corps est tout à fait normale, malgré l'âge assez avancé de la malade ; mais le col est bosselé, irrégulier, dur sous le doigt. Rien d'anormal ne se voit cependant à la surface du museau de tanche ; mais, si on l'ouvre, on constate que la muqueuse est rouge, fongueuse, avec de petits polypes qui font saillie dans la cavité cervicale. Sur les coupes de la muqueuse examinées au microscope, on voit que ces polypes sont à la fois glandulaires et fibro-musculaires.

Ils sont formés de nombreuses glandes à culs-de-sac bourgeonnants, volumineuses et remplies de mucus. Il existe en même temps dans ces polypes des faisceaux musculaires lisses qui pénètrent par la partie centrale du polype, s'entremêlent avec le tissu conjonctif qui entoure les glandes et forment ainsi une petite tumeur. Les glandes de la muqueuse changent de caractère en pénétrant entre les fibres musculaires. Elles s'amincissent, paraissent comprimées ; elles prennent en effet la forme des interstices musculaires où elles s'insinuent ; ces déformations leur donnent parfois un aspect des plus bizarres (1).

Il y avait en même temps dans le reste de la muqueuse, des lésions tout à fait caractéristiques de métrite portant sur les glandes et le tissu conjonctif.

Les coupes obtenues sur la muqueuse de la cavité du col atteinte de cette endométrite donnent des images variables suivant l'orientation de la section. Les figures les plus démonstratives sont celles qui sont pratiquées dans le sens de la longueur de la cavité et qui passent par les saillies et dépressions de l'arbre de vie, comme celle de la figure 10. Là, en effet, on aperçoit à la fois les grandes saillies, les villosités qui sont situées à leur surface et dans les dépressions (a) en même temps que les glandes superficielles (b) et les glandes profondes (d, e). La figure 10 donne le type de ce qu'on observe dans les coupes longitudinales et dans la partie médiane de la cavité cervicale.

(1) Nous reviendrons bientôt sur la description de ces polypes.

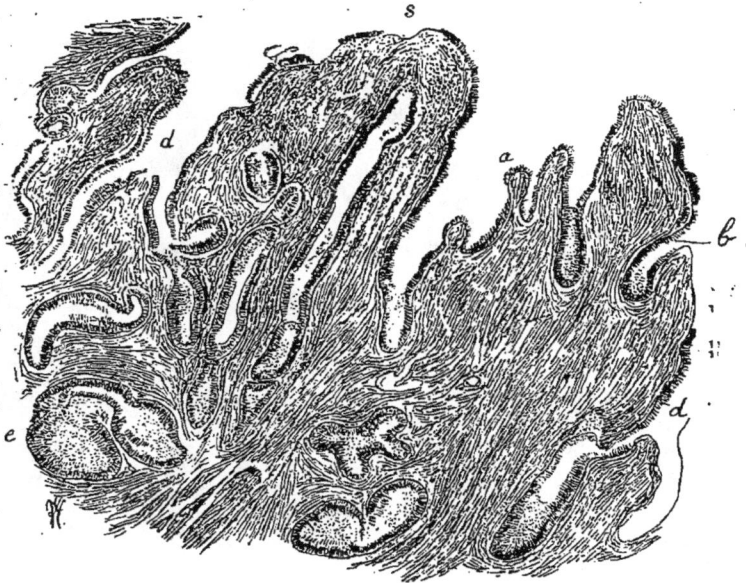

FIGURE 10. — Coupe de la muqueuse du col dans un cas de métrite
interne. (Grossissement de 40 diamètres.)

*s*, surface de la muqueuse à la surface d'une saillie de l'arbre de vie ;
*a*, papilles saillantes à la surface des dépressions de l'arbre de vie ;
*d*, *d*, dépressions au fond d'anfractuosités qui conduisent dans des
glandes à culs-de-sac multiples ; *e*, culs-de-sac glandulaires situés profondément ; *b*, une petite glande superficielle.

Les coupes transversales, c'est-à-dire perpendiculaires à
la longueur du col, donnent aussi des renseignements pré-
cieux parce qu'on peut, sur une rondelle comprenant tout
le col, voir la muqueuse tout entière suivant un segment
mince et en même temps le muscle utérin périphérique.

Telle est la figure 11. Celle-ci se rapporte à un utérus
enlevé chez une jeune fille par M. Doyen, de Reims. La
partie claire qui occupe le centre de la figure n'est autre
que la cavité du col. La surface de la muqueuse (*b*, *b*) est
hérissée de saillies séparées par les glandes, et présente de
grandes dépressions (*d*), conduisant à des glandes (*g*, *g*) situées très profondément. Beaucoup de glandes sont ici
transformées en œufs de Naboth (*a*, *a*, *a*). La grande quantité des œufs de Naboth dans ce fait est d'autant plus remarquable qu'il s'agissait d'une jeune fille, et que les œufs de

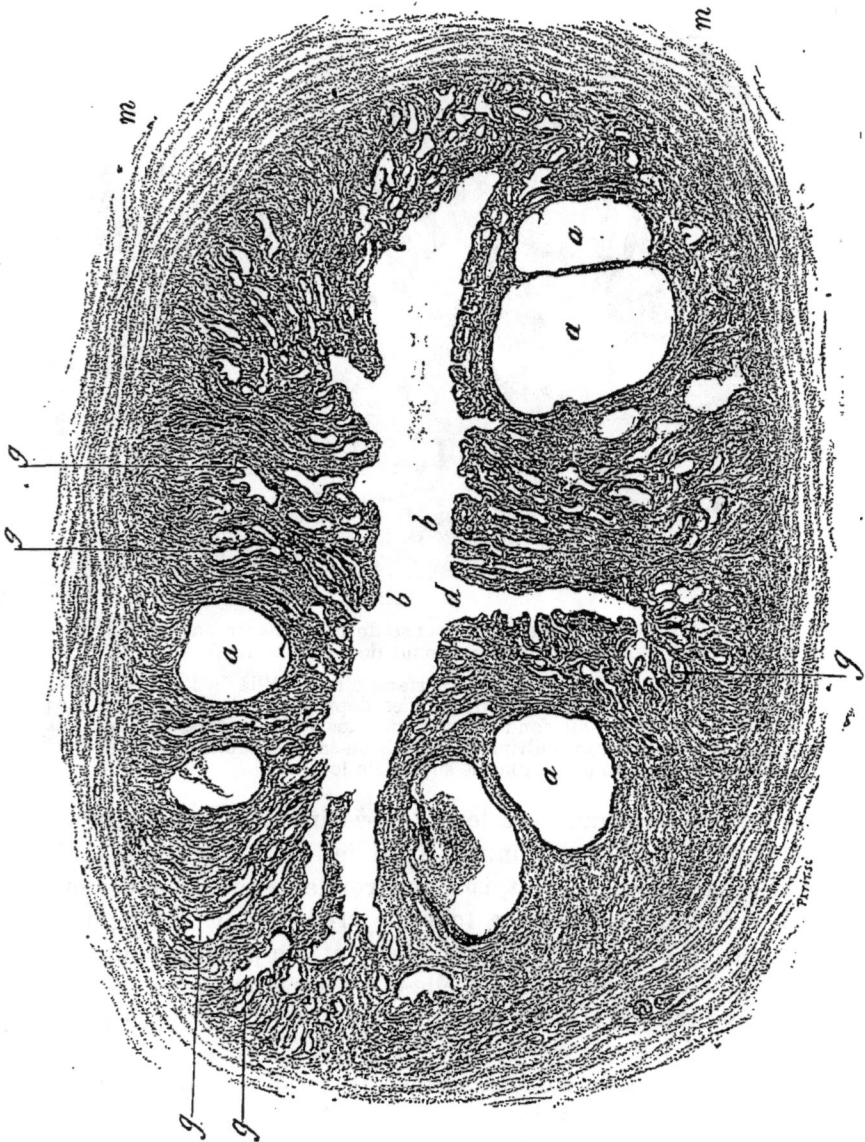

FIGURE 11. — Coupe de la partie supérieure du col, vu suivant une section transversale comprenant toute la muqueuse. (Grossissement de 12 diamètres.)

La partie centrale, vide, représente la cavité du col; $b, b$, surface interne de la muqueuse présentant de petites saillies, des dépressions glandulaires superficielles et de grandes dépressions; $d$ intermédiaires aux plis de l'arbre de vie; $g, g$, glandes situées profondément; $a, a$, œufs de Naboth; $m, m$, tissu musculaire formant la paroi utérine.

Naboth de la muqueuse du corps de l'utérus aussi bien que de la partie supérieure du col, au voisinage de son orifice interne, s'observent de préférence chez les femmes âgées. Dans ce fait, la muqueuse était très épaisse ; elle atteignait jusqu'à 3, 4 et 5 millimètres. Cet épaississement provenait à la fois de l'hypertrophie des glandes, de leur quantité considérable, de la présence des œufs de Naboth et de la prolifération du tissu conjonctif. La limite périphérique de la muqueuse est bien distincte du tissu musculaire m.

L'apparence des coupes varie aussi suivant le lieu de la cavité du col qu'on examine. Ainsi, lorsque la section porte sur un point voisin de l'orifice externe du col, près du museau de tanche, on ne voit pas toujours des saillies ni des dépressions superficielles à la surface de la muqueuse. C'est ce que vous pourrez constater sur la figure 12.

La surface de la muqueuse (s) est en effet lisse, sans reliefs, et dans la partie qui est représentée, il n'existe pas non plus d'ouvertures glandulaires. Les glandes sont, sur ce dessin, situées plus profondément et elles sont là coupées obliquement, car elles allaient se rendre à une portion voisine de la surface muqueuse. Profondément on aperçoit en a la lumière d'une grande dépression d'où partent plusieurs tubes glandulaires (g) terminés par des culs-de-sac multiples.

Ce sont là, Messieurs, quelques-unes des apparences des coupes qu'il est nécessaire que vous connaissiez pour pouvoir comprendre les préparations.

Je viens de vous exposer brièvement, Messieurs, la topographie des altérations de la muqueuse de la cavité du col telle qu'on l'observe au microscope avec de faibles grossissements. Je dois maintenant vous dire un mot des lésions histologiques.

Le plus ordinairement l'épithélium cylindrique superficiel de la muqueuse est absolument intact et conservé avec tous ses caractères normaux bien que la muqueuse soit hypertrophiée et que ses glandes soient beaucoup plus nombreuses, très dilatées ou kystiques. Nous verrons même que dans l'infiltration tuberculeuse de la muqueuse à son début, l'épithélium superficiel est en place. Ce revêtement épithélial présente souvent des cellules caliciformes et il sécrète toujours une grande quantité de mucus; on voit alors, soit des cellules caliciformes typiques, soit des cellules dont la partie superfi-

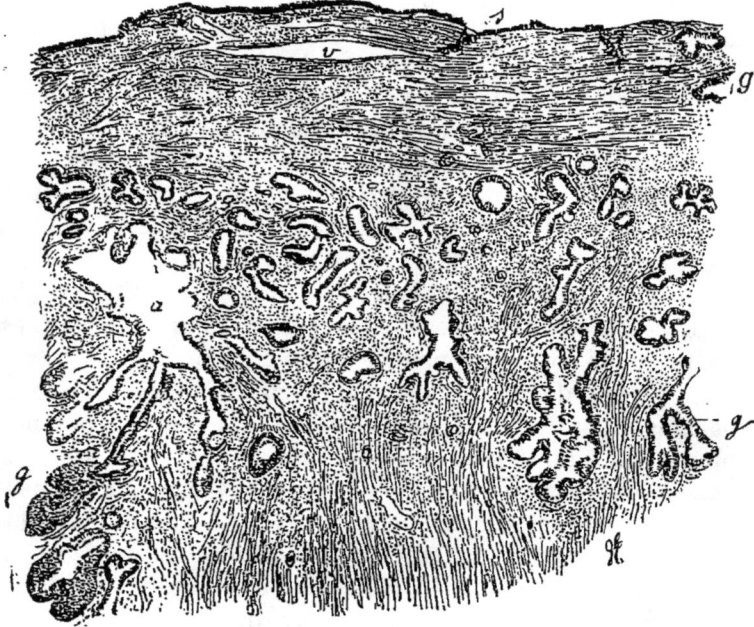

FIGURE 12. — Coupe du col de l'utérus un peu au-dessus du museau de tanche, dans un fait d'endométrite. (Grossissement de 30 diamètres.)

s, surface interne de la muqueuse formée par du tissu conjonctif et des vaisseaux; a, ouverture qui correspond à une dépression de l'arbre de vie coupée obliquement; g, g, g, glandes extrêmement nombreuses situées dans la couche profonde de la muqueuse.

cielle est claire. Elles présentent souvent à leur bord libre de petites gouttelettes de mucus ou bien des filaments muqueux qui en partent.

A la base des cellules il existe une couche basale appartenant au tissu conjonctif de la muqueuse et constituée par une rangée de cellules très aplaties (k, fig. 13). Dans les conduits glandulaires et dans les culs-de-sac, les cellules cylindriques sont constamment aussi en place et elles présentent soit l'état muqueux, soit l'état caliciforme le plus accentué. Dans le fond des glandes en effet, on voit souvent

tòutes les cellules très dilatées, en calice, renflées à leur
partie libre ou ouvertes et limitées par un bord très mince,
tandis que leur noyau est rejeté à leur base d'implantation
et comprimé ou aplati en cupule.

Dans d'autres points les cellules caliciformes sont séparées
les unes des autres par des cellules très allongées et minces,
dont la forme est précisément déterminée par la compression.

Il existe toujours une grande quantité de mucus, soit amor-

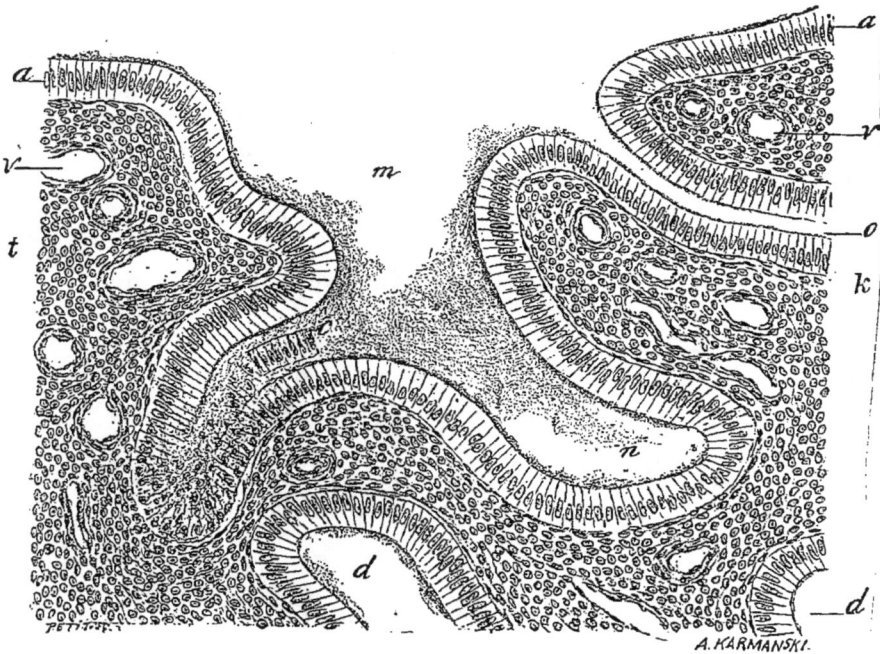

FIGURE 13. — Cette figure représente, à un grossissement de 250 diamètres, la surface de la muqueuse du col dessinée à un faible grossissement dans la figure 11.

a, a, revêtement épithélial de la surface de la muqueuse ; c, quelques
cellules épithéliales détachées ; m, mucus ; o, orifice d'une glande ;
d, d, coupe oblique d'une glande ; k, couche de cellules plates situées
sous l'épithélium ; v, vaisseaux ; t, tissu conjonctif de la muqueuse
infiltré de petites cellules rondes.

phe, soit filamenteux et contenant des cellules muqueuses
au milieu du conduit et des culs de sac glandulaires.

Une autre lésion assez commune des cellules glandulaires

consiste dans leur allongement et dans leur minceur. On trouve alors la couche de l'épithélium glandulaire formée de très longues cellules pressées les unes contre les autres, parallèles, transparentes, amincies par compression.

Dans ces glandes et tubes glandulaires il n'existe jamais qu'une couche de cellules épithéliales vivantes. Il peut y avoir des cellules muqueuses tombées dans le mucus et ayant cessé de vivre, dont les noyaux ne se colorent pas comme normalement, mais les cellules nucléées ne forment jamais qu'une seule rangée lorsqu'on observe des coupes suffisamment minces.

Je ne reviens pas, Messieurs, sur les lésions de karyokinèse, de diapédèse, sur lesquelles je me suis étendu dans ma dernière leçon et qui s'observent là aussi bien que dans les glandes du corps utérin. L'infiltration du tissu conjonctif par de petites cellules est aussi la même que dans le corps, et je n'y insiste pas.

Nous reviendrons bientôt sur la structure et le mode de formation des œufs de Naboth en étudiant les lésions du museau de tanche et de la partie vaginale du col utérin.

Nous n'avons en effet examiné jusqu'ici que l'inflammation de la cavité du col et nous n'avons pas parlé des métrites de la portion du col saillante dans le vagin. L'inflammation subaiguë et chronique de ce segment de l'utérus emprunte à sa structure des particularités qui lui sont propres et exigent une description séparée.

### Métrite de la portion vaginale du Col.

Nous avons eu à notre disposition un grand nombre de cols recueillis immédiatement après l'opération. L'ablation du col se pratique très souvent et avec la plus grande facilité, comme vous le savez.

Dans la majorité des cas, il s'agissait d'hypertrophies du col ou de métrite cervicale hémorragique, cas dans lesquels l'amputation du col est assurément le mode le plus rapide, le plus radical et le plus sûr de guérison.

Les lésions de la portion du col saillante dans le vagin, sont des plus faciles à observer, car ce sont elles qui se présentent tout d'abord aux yeux du médecin qui pratique l'examen au spéculum. Le col est ordinairement volumineux, rouge, congestionné, parfois bosselé; mais ce qu'on y remarque avec la plus grande fréquence, ce sont des ulcérations, bien moins profondes en réalité qu'elles ne le paraissent tout d'abord, et dues à la chute des cellules superficielles du revêtement de la muqueuse. Vous savez que la muqueuse qui revêt le museau de tanche présente un épithélium pavimenteux stratifié et des papilles. La chute des couches superficielles imbriquées de l'épithélium entraîne après elle la dénudation des papilles du derme, qui paraissent alors sous la forme d'un petit semis de points rouges. Si l'on examine au microscope une coupe de la muqueuse ainsi altérée, on voit qu'au lieu de nombreuses couches d'épithélium pavimenteux, il ne reste plus qu'une seule couche de cellules cylindriques reposant immédiatement sur la surface papillaire du derme; de distance en distance se montrent, dans les papilles, quelques cellules migratrices sorties des vaisseaux congestionnés. Les vaisseaux des papilles et du chorion sont en effet dilatés, remplis de sang, et ils peuvent donner lieu à des ecchymoses ou même à l'issue du sang sous le moindre attouchement de la surface de la muqueuse. Là se bornent les modifications morbides. Vous voyez que ces ulcérations sont très superficielles, ou putôt qu'il n'y a pas d'ulcération au vrai sens du mot, puisqu'il n'y a pas de perte de substance du tissu conjonctif, et que tout se borne à la chute des couches épithéliales superficielles. C'est ce qui a poussé quelques auteurs à donner à ces lésions de la muqueuse le nom de *pseudo-ulcérations;* de sorte que lorsque vous vous trouverez en présence de cas semblables, vous ne vous y tromperez pas; vous saurez qu'il ne s'agit pas là de lésions étendues, mais simplement d'érosions superficielles donnant à l'œil l'impression de modifications plus profondes. Ces pseudo-ulcérations s'accompagnent d'ordinaire d'un écoulement leucorrhéique plus ou moins abondant. Quant aux phénomènes douloureux qu'elles provoquent, rien n'est plus variable: vous verrez souvent des femmes dont le col utérin est volumineux, turgide, entouré d'ulcérations, et qui n'accusent presque aucune douleur; il en est d'autres, au contraire, que l'érosion la plus légère fait horriblement souffrir, qui se plaignent d'irradiations douloureuses très intenses. Il faut tenir compte dans ces cas, comme d'ailleurs dans la plupart des phlegmasies péri-utérines, d'une sensibilité particulière, d'un état nerveux spécial à chaque malade atteinte de métrite cervicale.

Cette métrite subaiguë ou chronique, limitée à la portion vaginale du col, s'observe à la suite de toutes les métrites aiguës, quelle que soit leur cause : blennorrhagie, syphilis, etc., et surtout consécutivement à la grossesse.

Elle s'accompagne souvent, sinon toujours, de phénomènes inflammatoires et de métrite catarrhale de la cavité sus-vaginale du col.

Il arrive souvent que dans la variété d'endométrite que nous étudions, les lèvres du col sont renversées ; la muqueuse interne vient alors former une sorte de bourrelet dans la cavité vaginale, et elle se continue avec celle qui tapisse le museau de tanche. Dans ces cas d'ectropion, on voit d'habitude à l'œil nu deux portions de muqueuse bien distinctes : en dedans, tout près de l'orifice externe du col, une muqueuse plus rouge, plus humide, bourgeonnante, et qui paraît exulcérée ; en dehors, près de l'insertion vaginale du col, une muqueuse plus blanche et plus ferme. Entre les deux portions, il existe une ligne de démarcation plus ou moins tranchée.

La portion de muqueuse interne qui est venue faire saillie au dehors perd le plus souvent son revêtement de cellules cylindriques et offre plusieurs couches de cellules pavimenteuses ; mais cette transformation peut ne pas se faire, et les cellules cylindriques peuvent persister sur la partie qui forme ectropion, ou tout au moins sur la portion la plus rapprochée de l'orifice du museau de tanche.

Au microscope, outre ces modifications cellulaires, on voit à la surface de la muqueuse des dépressions plus ou moins profondes, qui ne sont autre chose que le point d'abouchement des glandes en grappe de la muqueuse. Ces glandes sont parfois très distendues et transformées en kystes ou œufs de Naboth.

Les chirurgiens enlèvent souvent les cols ainsi renversés

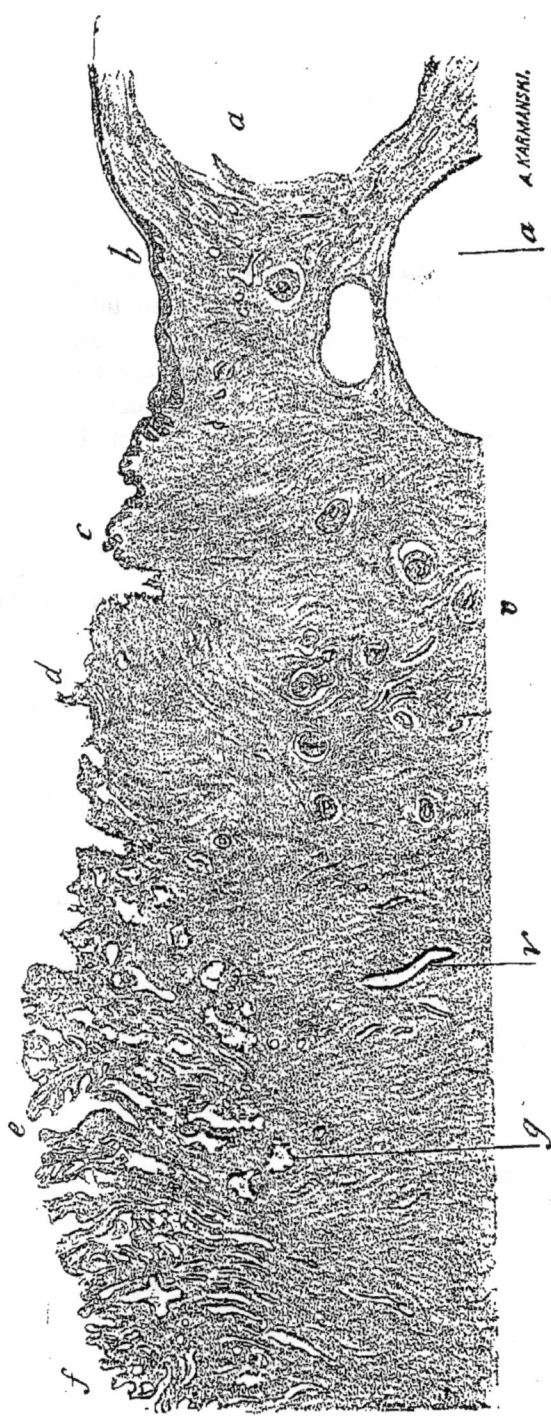

FIGURE 14. — Coupe de la muqueuse du col de l'utérus en ectropion faisant saillie dans le vagin. (Grossissement de 12 diamètres.) f, partie de la muqueuse de la cavité du col au point où elle commence à apparaître dans le vagin; e, dépression assez profonde limitée par des saillies villeuses; d, partie de la muqueuse qui commence à présenter un revêtement pavimenteux; c, saillie tapissée d'épithélium pavimenteux; en b, on distingue la couche cornée, le corps muqueux et les papilles; a, a, deux énormes kystes glandulaires ou œufs de Naboth; g, glandes en tube; v, vaisseau; v', vaisseau dont la paroi est épaissie; t, tissu conjonctif.

en ectropion ; aussi pourrons-nous vous en montrer des préparations et des dessins qui se rapportent à des pièces tout à fait fraîches. Sur ces dessins vous pourrez suivre toutes les modifications de la muqueuse depuis la cavité du col jusqu'à l'insertion vaginale.

La figure 14 donne d'une façon très nette, à un très faible grossissement, ces points de passage depuis la partie représentée en *f* et qui correspond à l'orifice du museau de tanche jusqu'en *b* où la muqueuse est papillaire et recouverte d'un épithélium pavimenteux à couche cornée. Dans toute la surface dessinée de *f* en *d*, on reconnaît facilement la structure de la muqueuse du col, ses plis et enfoncements plus ou moins déprimés qui conduisent à des glandes en tube (*g*), ses villosités, ses saillies, le tout tapissé de cellules cylindriques très longues qui ne peuvent être vues à ce grossissement. Cependant, toute cette portion de la muqueuse, de *f* en *d*, était visible dans le vagin et faisait partie de la cavité vaginale. De *d* en *b*, la muqueuse change d'aspect; son revêtement épithélial devient plus épais ; de *c* en *b*, il est formé de couches de cellules marquées à ce faible grossissement par une zone obscure, et à la droite de la lettre *b*, on voit une bordure claire d'épithélium corné. Au-dessous de cet épithélium stratifié il existe des papilles. Cependant il s'agit toujours d'une portion de la muqueuse qui a appartenu à la cavité du col ; nous en avons la certitude par la présence, à l'extrémité droite de ce dessin de trois œufs de Naboth *a, a,* qui proviennent de la distension des glandes du col, ainsi que nous le verrons bientôt. D'après ce dessin topographique, on peut voir que l'épithélium, de cylindrique qu'il était, devient pavimenteux à couches superposées, et que les villosités libres saillantes du col deviennent des papilles enfouies sous l'épithélium. Les dépressions plus ou moins profondes, les saillies de la portion couverte d'épithélium pavimenteux ne sont autres que les vestiges des saillies et des anfractuosités de l'arbre de vie. En même temps, dans la portion revêtue de cellules pavimenteuses, les glandes en tube dont le goulot se resserre et s'oblitère deviennent des kystes muqueux.

La figure 15 n'est pas moins démonstrative. Elle repré-

sente, à 40 diamètres, une portion d'un autre col enlevé par
M. Doléris, qui montre le passage entre l'épithélium cylindrique et l'épithélium pavimenteux. A gauche de ce dessin,

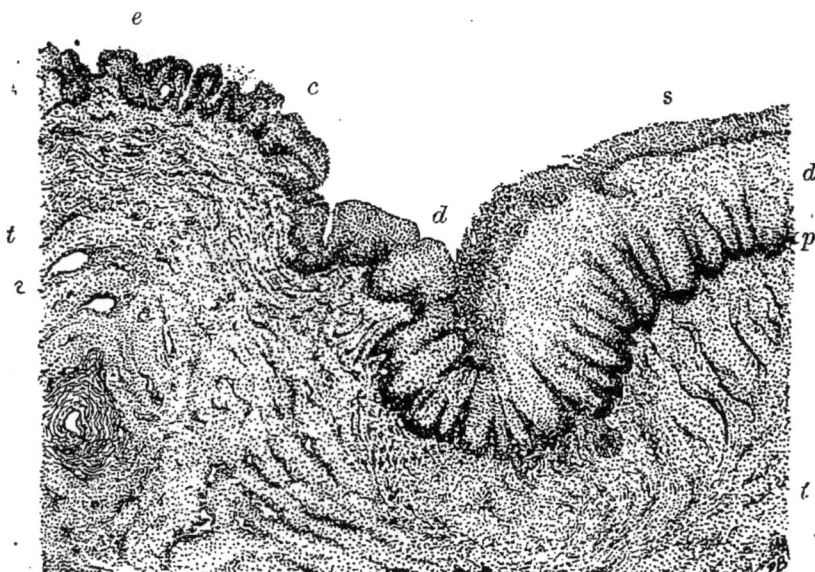

FIGURE 15. — Section de la muqueuse de la portion vaginale du col dan
un cas d'inflammation chronique. (Grossissement de 40 diamètres.)

A la gauche de la figure, en *e*, les papilles sont recouvertes d'une
seule couche d'épithélium cylindrique; en *c*, l'épithélium commence à
devenir pavimenteux; *d*, dépression au niveau de laquelle l'épithélium
pavimenteux s'épaissit progressivement; *s*, couche superficielle cornée
de l'épithélium; *d'*, corps muqueux très épais; *p*, papilles; *t*, *t*, tissu
conjonctif; *v*, vaisseau.

en *e*, on voit des saillies villeuses séparées par des dépressions. Ces villosités et les dépressions intermédiaires sont
couvertes de très longues cellules cylindriques. Elles sont
grossies à 200 diamètres dans la figure 16 qui n'est autre
que l'amplification de la partie dessinée en *e* (fig. 15). En *e*
(fig. 15), il s'ajoute déjà aux cellules cylindriques des cellules pavimenteuses qui forment une couche plus épaisse.
Mais à partir de la dépression *d*, on a le type de la muqueuse
à épithélium pavimenteux stratifié recouverte de cellules

cornées et possédant des papilles *p* enfoncées sous l'épithélium. Ainsi, au lieu d'une couche mince on a une couche
cornée *s* et un corps muqueux *d'*. La figure 17 représente

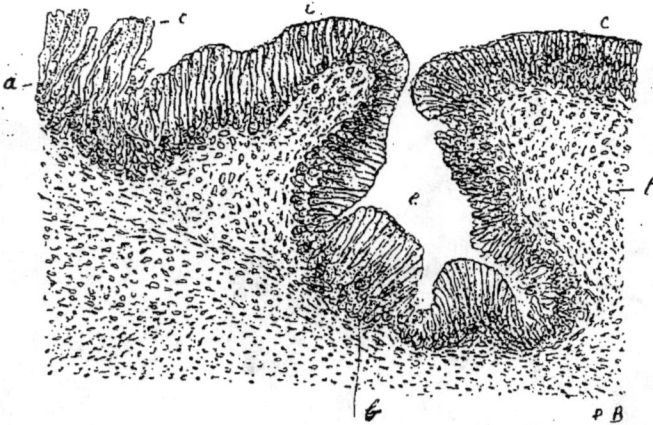

FIGURE 16. — Portion de la muqueuse représentée en *e* dans la
figure précédente. (Grossissement de 200 diamètres.)

*a*, épaisseur de la couche épithéliale superficielle formée de cellules
cylindriques très allongées (*c*); *e*, dépression interpapillaire; *t*, tissu conjonctif.

à un grossissement de 200 diamètres la succession de ces
couches et les papilles.

Les cellules épithéliales cylindriques qui tapissent les
villosités de la figure 16 sont extrêmement longues et assez
peu régulières; elles forment souvent plusieurs couches en
touffes.

Nous rapprochons ces modifications de l'épithélium cylindrique superficiel de ce qui se passe dans les glandes, dans
la métrite de la portion cervicale du col. Nous avons vu, en
effet, que les cellules glandulaires sont parfois très longues,
minces, minces, aplaties, suivant leur longueur, par pression réciproque, lésion en rapport avec l'intensité de leur
multiplication.

Quant à ce qui concerne la portion à épithélium stratifié
représentée dans la figure 17, elle ne diffère pas de la muqueuse vaginale.

Si nous comparons maintenant ces deux dernières figures

entre elles, nous verrons que les papilles de la figure 16 ne
sont autres que les villosités de la figure 17 ; de plus, l'épithélium cylindrique de la figure 16 est à peu près le même

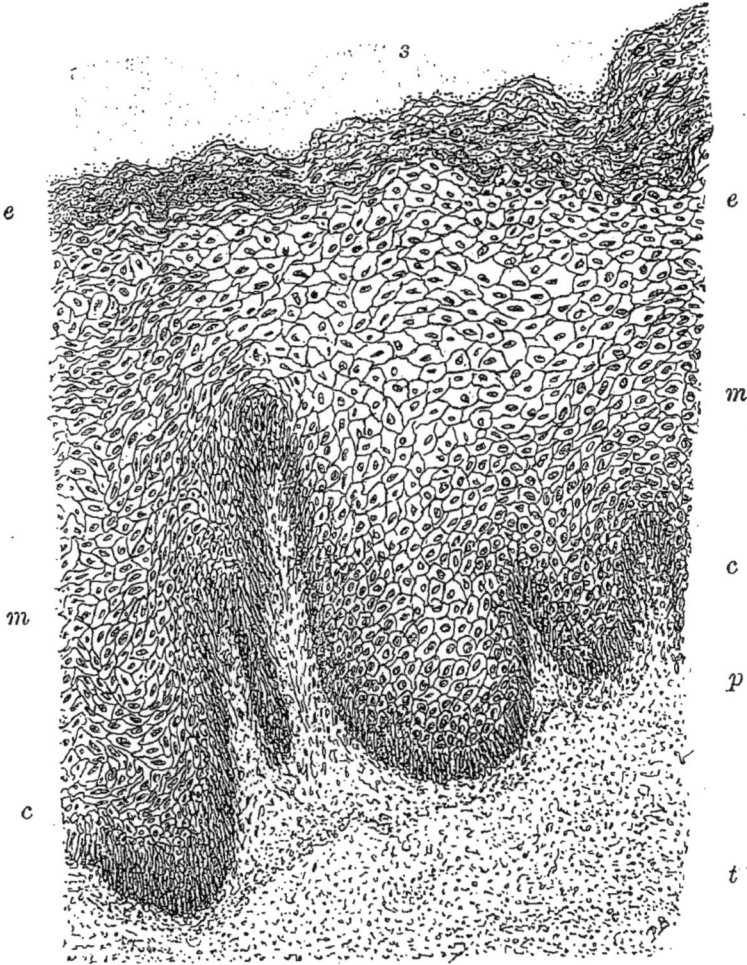

FIGURE 17. — Elle représente à 200 diamètres une partie de la figure 15
correspondante à la droite de cette figure en s.

s, surface de la muqueuse; e, e, épithélium superficiel corné ; m, m,
corps muqueux formé de nombreuses couches de cellules polyédriques;
c, c, cellules cylindriques allongées implantées sur les papilles p; t,
tissu conjonctif.

que la couche de cellules cylindriques c, c, qui se trouve à la partie inférieure du corps muqueux et qui s'implante sur les papilles. Cet épithélium cylindrique du col se continue, du reste, sans interruption et avec des caractères analogues sur les papilles de la portion vaginale.

Je vous ai dit, Messieurs, que la métrite chronique du col avec renversement des lèvres du museau de tanche s'accompagnait presque constamment de la dilatation kystique des glandes. Vous avez vu des œufs de Naboth, sur la coupe représentée, figure 11, dans une partie de la muqueuse très éloignée de l'orifice externe du col, et j'ai avancé que ces kystes muqueux appartenaient à des glandes de la cavité du col, dont le goulot était plus ou moins oblitéré ou rétréci. On pourrait supposer que ces kystes ne sont autres que des culs-de-sac très éloignés de glandes dont les conduits se dirigeraient obliquement dans la cavité du col; mais il n'en est rien, Messieurs, et la figure suivante le démontre bien nettement.

Vous avez là, en effet, une portion du col utérin recouverte

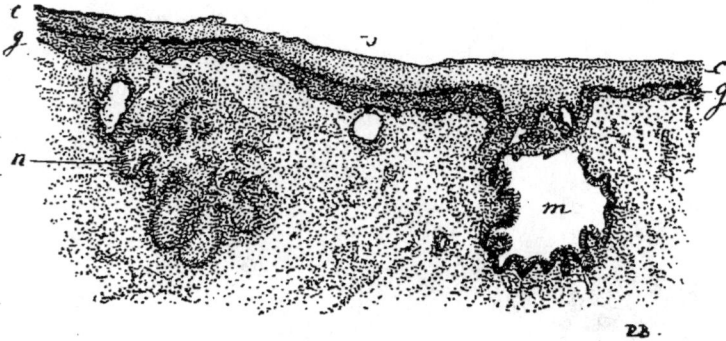

FIGURE 18. — Coupe de la muqueuse de la cavité du col en ectropion, et saillante dans le vagin. (Grossissement de 30 diamètres.)

s, couche de cellules cornées; c, corps muqueux; g, cellules cylindriques; m, œuf de Naboth dont la surface montre des reliefs et des végétations; n, glande du col très dilatée en voie de se transformer en un œuf de Naboth.

d'une couche épaisse d'épithélium pavimenteux cg; le chorion montre à sa surface un réseau papillaire.

Vous voyez se rendre à la surface de la muqueuse une

glande à culs-de-sac multiples *a*, qui est remplie de mucus, et en *m* un œuf de Naboth. Ce dernier présente à sa surface interne, disons-le en passant, des saillies villeuses, des plicatures qui accusent sa formation au dépens d'une grande dépression de l'arbre de vie, comme cela a lieu quelquefois.

Vous êtes maintenant en mesure de comprendre le développement et la structure de ces kystes que l'on trouve souvent dans la muqueuse du col chroniquement enflammée et qu'on appelle œufs de Naboth.

Les œufs de Naboth siègent parfois dans la muqueuse du corps atteinte d'endométrite chronique, ainsi que nous l'avons dit dans notre seconde leçon ; mais ils sont beaucoup plus fréquents dans la cavité du col et surtout au bord de son orifice externe.

Ces kystes sont produits par la dilatation exagérée des glandes en grappe dont le conduit excréteur est rétréci ou oblitéré. Un mucus collant, dense, surtout dans les kystes du col, s'est accumulé dans leur cavité, ce qui explique l'aspect transparent qu'il présente. On les aperçoit souvent à l'examen au spéculum, lorsqu'ils siègent au-dessous de la muqueuse, dans la partie du col en ectropion. Ils forment habituellement une légère saillie et donnent à la portion vaginale du col une apparence bosselée. Au-dessous de la muqueuse superficielle on voit la transparence de leur contenu. Si l'on doutait de leur nature à l'examen au spéculum, il suffirait d'en piquer un avec une épingle pour en faire sortir le mucus. Au point de vue histologique, ces kystes sont formés par une paroi conjonctive, à la surface interne de laquelle on observe le plus souvent une couche unique de cellules cylindriques. Ces cellules sont parfois aplaties, minces, se rapprochant par leur forme des cellules d'épithélium pavimenteux, modification qu'on observe dans les kystes très distendus dont le contenu colloïde presse sur l'épithélium de revêtement. Le mucus contenu dans la cavité kystique se présente sous forme de filaments rangés en séries régulières, ou bien sous l'aspect d'une masse homogène contournée en tourbillon.

Il renferme dans son intérieur, comme le mucus de la surface du col dont il ne diffère nullement, quelques cellules atrophiées et en dégénérescence muqueuse.

La présence des œufs de Naboth dans la muqueuse du col en ectropion détermine des modifications dont il est facile de se rendre compte sur les coupes. Lorsqu'ils sont saillants à la surface de la muqueuse, on constate une saillie en dos d'âne à leur niveau sur les coupes perpendiculaires à la surface, ainsi que cela se voit pour le kyste figuré en *a* (fig. 11.) Au niveau de cette tuméfaction, la partie superficielle du chorion est amincie par compression et ne présente pas de papilles.

Lorsque l'on a affaire à des coupes de la muqueuse du col parsemée de kystes à divers stades, on voit qu'ils sont plus ou moins distendus par le mucus qu'ils contiennent. Ceux qui ne sont pas complètement distendus et qui ne présentent par conséquent pas une forme sphérique, laissent voir une disposition qui rappelle celle des glandes. Ainsi on pourra reconnaître à leur pourtour deux ou plusieurs culs-de-sac séparés par des plis saillants dans l'intérieur de la cavité du kyste; souvent même on reconnaîtra à leur intérieur de petites villosités semblables à celles qu'on observe dans les dépressions de l'arbre de vie. On doit en conclure que ce n'est pas seulement une glande qui devient kystique, mais que parfois aussi il s'agit de toute la profondeur d'une grande dépression de la grand cavité du col qui se remplit de mucus, se dilate, en même temps que l'embouchure de cette dépression est rétrécie ou même oblitérée (Voyez les kystes *m* et *n* de la figure précédente).

Les œufs de Naboth sphériques, tout pleins de mucus peuvent n'avoir pas encore leur orifice tout à fait obstrué. J'en ai représenté un de ce genre dans le Mémoire sur la muqueuse utérine que j'ai publié en 1864 dans le *Journal* de Robin. Mais le plus souvent, surtout lorsqu'il s'agit des œufs de Naboth observés dans le col en ectropion, leur goulot est oblitéré. Comment se fait cette oblitération ? Par la multiplication des éléments et l'épaississement du tissu conjonctif superficiel du chorion muqueux. Ce tissu, par son accroissement, rétrécit le goulot des glandes ou l'orifice des dépressions de l'arbre de vie et le mucus devenant lui-même plus épais sous l'influence des mêmes causes d'inflammation chronique, s'accumule dans la cavité. A un moment donné l'orifice est fermé.

Nous avons vu plusieurs fois des kystes muqueux de ce genre qui atteignaient un centimètre ou un centimètre et demi de diamètre (1).

La trame conjonctive de la muqueuse offre les lésions de l'état inflammatoire. Le corps des papilles est infiltré de cellules rondes échappées des vaisseaux sanguins par diapédèse. Des cellules rondes, embryonnaires, se montrent en grand nombre dans toute l'épaisseur de la muqueuse, entre les faisceaux conjonctifs. Plus tard, ce tissu jeune s'organise et se transforme en tissu fibreux, rétractile, à faisceaux denses et épais. Le col de l'utérus est alors volumineux, parsemé de bosselures, induré, criant sous le scalpel.

Telles sont, Messieurs, les lésions de ces cols hypertrophiés par la métrite chronique avec renversement en dehors des lèvres du museau de tanche, de ces cols en champignon parsemés de bosselures superficielles ou œufs de Naboth et contenant souvent dans la profondeur de leur tissu des kystes analogues. On a comparé cette hypertrophie du col à l'acné du nez et on lui a donné le même nom d'acné. Toutes les fois qu'il existe des kystes dans les lèvres du col comprises dans la cavité vaginale, vous pouvez être sûrs qu'il s'agit d'un ectropion, car ils résultent d'une dilatation glandulaire et la portion vaginale du col ne contient point de glandes à l'état normal.

Je vous ferai remarquer, en terminant, que je n'ai pas décrit séparément les lésions des glandes et de l'épithélium et celles du tissu conjonctif. Les diverses parties de la muqueuse subissent simultanément l'influence du processus inflammatoire, de sorte qu'on ne peut décrire une endométrite catarrhale et une endométrite interstitielle qu'en faisant une division artificielle et par suite inutile.

(1) Dans une pièce du col utérin enlevée par M. Péan, il y avait en outre de gros kystes muqueux deux kystes sébacés, l'un d'un centimètre de diamètre, l'autre gros comme une amande. Ces deux kystes étaient remplis de matière sébacée jaune-brune, opaque, semi-solide formée de cellules pavimenteuses sébacées et ils étaient tapissés d'une membrane d'épithélium pavimenteux stratifié (Soc. anat., 22 juin 1888).

# POLYPES MUQUEUX ET FIBREUX
## MÉTRITE PARENCHYMATEUSE

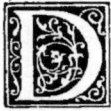

ANS les deux leçons précédentes, nous avons étudié, Messieurs, les lésions de la muqueuse du corps et du col de l'utérus dans les métrites, et en particulier dans les métrites subaiguës et chroniques. Vous avez vu, chemin faisant, lorsque je vous citais les lésions qui accompagnaient les métrites dans les observations qui avaient servi à nos recherches, qu'il y avait souvent en même temps des polypes muqueux ou fibreux et des myomes saillants, soit sous la muqueuse, soit à la surface péritonéale de la matrice.

Le moment est venu de vous dire un mot de ces complications envisagées au point de vue de l'anatomie pathologique et de m'expliquer en même temps sur ce qu'on entend par *métrite parenchymateuse*. Tel sera l'objet de cette leçon.

Les poplypes muqueux et fibreux développés à la surface de la muqueuse utérine, soit dans le corps, soit dans le col, peuvent être regardés comme une dépendance de la métrite. Ils sont tout au moins le résultat d'une métrite localisée et chronique. Ils constituent un degré plus avancé, une extension des végétations fibro-glandulaires de l'endométrite subaiguë ou chronique que nous avons décrites, d'après M. de Sinéty. Supposez qu'une de ces irrégularités un peu bourgeonnantes de la muqueuse du corps ou du col, constituée par la muqueuse dans laquelle les glandes sont dilatées et variqueuses, ou par la prédominance du tissu fibreux, devienne plus volumineuse, entraîne avec elle une partie de la muqueuse voisine par glissement, fasse une saillie plus notable, se pédiculise plus ou moins, vous aurez ce qu'on appelle un polype muqueux dans le premier cas, ou un polype fibreux ou fibro-muqueux.

Rien n'est plus simple que l'origine de pareilles productions. Que dans l'intérieur d'un de ces polypes muqueux les glandes se dilatent elles-mêmes ainsi qu'elles le font dans les petits kystes glandulaires désignés sous le nom d'œufs de Naboth, et vous aurez un polype muqueux parsemé dans sa totalité ou dans la plus grande partie de son étendue de kystes glandulaires. C'est ce qui arrive souvent, dans le col plus fréquemment que dans le corps de l'utérus.

Voilà donc une série de polypes que nous pouvons classer ainsi qu'il suit :

Polypes muqueux { reconnaissant pour origine un épaississement localisé de la muqueuse { fibreux. glandulaires. avec prédominance du tissu fibreux du chorion. . . . . . . . . . . . . . . . . . . . . kystiques.

Ces productions sont généralement petites. Elles n'excèdent presque jamais le volume d'une noisette et sont généralement au-dessous de cette dimension. Elles peuvent se montrer isolées ou multiples. Leur vascularisation est très variable ; plus le tissu fibreux y domine, et plus elles sont vascularisées d'ordinaire. Les polypes dans lesquels dominent les kystes glandulaires sont ainsi le plus souvent les moins vascularisés.

Leur surface est habituellement lisse, polie, humide, couverte de mucus, de couleur grise ou gris rosé, comme la couleur de la muqueuse qui les limite, car celle-ci se continue sur elles et les enveloppe même lorsqu'il s'agit de productions formées surtout de tissu fibreux.

Les *polypes muqueux glandulaires du corps de l'utérus* (1) sont tantôt lisses à leur surface, tantôt un peu grenus, mûriformes. Nous en avons vu plusieurs fois qui avaient la couleur rouge et l'aspect d'une mûre. Ils sont presque sessiles d'habitude et rarement ils présentent un pédicule mince et d'une

(1) Ces productions sont habituellement désignées sous le nom d'adénome de l'utérus dans les ouvrages allemands (Voy. Schrœder trad. fr., p. 290).

certaine longueur. Même lorsqu'à l'œil nu leur surface paraît lisse, on voit au microscope, à un faible grossissement, qu'elle est inégale et présente des saillies et des enfoncements comme la muqueuse du corps lorsqu'elle est enflammée chroniquement. Sur les coupes on voit des glandes s'ouvrir à la surface, dans les dépressions, après avoir présenté un trajet généralement sinueux et oblique. Souvent même les conduits glandulaires paraissent parallèles à la surface. Dans certains polypes en entier ou dans leur plus grande partie, les glandes sont plus longues, plus sinueuses, plus irrégulières encore que dans la muqueuse atteinte d'endométrite ; elles sont un peu dilatées par places et séparées par du tissu conjonctif embryonnaire ; on y reconnaît encore quelquefois, au bord libre des cellules épithéliales cylindriques qui forment une couche unique, des cils vibratils ou une couche grenue, mince, muqueuse ou formée de petits grains muqueux, toutes lésions sur lesquelles nous n'insistons pas, les ayant déjà décrites précédemment.

Dans un petit polype muriforme appartenant à un utérus enlevé par M. Routier (1), les glandes présentaient presque toutes un contenu jaunâtre, dur, comme des cylindres hyalins plus larges que ceux qu'on trouve dans les tubes urinifères dans les néphrites albumineuses. Ces moules cireux, transparents, se coloraient en jaune par le picro-carmin et en vert par l'hématoxyline. Ailleurs, les glandes un peu dilatées contiennent un mucus incolore ou quelques cellules muqueuses atrophiées.

Par places, dans ces mêmes polypes on rencontrera soit à leur surface, soit dans leur profondeur, quelques dilatations glandulaires dont la forme est ovoïde ou sphérique. Ces petites dilatations, pleines d'un liquide séreux, ne dépassent généralement pas le diamètre de $0^{mm}, 1$ à $0^{mm}, 5$, et ces dilatations kystiques sont à peine visibles à l'œil nu.

Dans un fait de métrite chronique chez une femme ayant passé l'âge de la ménopause et souffrant d'hémorragies répé-

(1) La malade opérée par M. Routier avait passé l'âge de la ménopause ; elle présentait un écoulement sanieux et des hémorragies, en sorte qu'elle offrait les symptômes du cancer du corps utérin.

tées et d'écoulement sanieux, M. Péan avait raclé l'utérus et enlevé des productions inflammatoires de la muqueuse sans arrêter les accidents; M. Péan se décida à enlever l'utérus par hystérectomie. Cet utérus était très volumineux : la paroi musculaire épaissie présentait un myome interstitiel et un myome saillant sous le péritoine au niveau de l'une de ses cornes. La muqueuse utérine qui avait été raclée deux mois auparavant était inégale, bourgeonnante et elle présentait partout, au microscope, les lésions de l'endométrite chronique. On constatait en outre la présence d'un polype muqueux, ayant le volume du bout du doigt, de 2 centimètres environ de longueur, ayant une forme recourbée et tenant à la muqueuse non seulement par un pédicule assez mince, mais par deux autres arcades étroites et courtes. Les préparations histologiques de ce polype offraient le type le plus net du tissu glandulaire à longues glandes sinueuses, variqueuses, un peu dilatées par places, sans qu'il y eut pourtant de kystes visibles à l'œil nu. Toute la masse polypeuse était formée de glandes séparées par une faible quantité de tissu conjonctif vascularisé. Ce fait nous a paru très intéressant parce qu'il montre que la muqueuse utérine enflammée bourgeonne à nouveau avec les caractères de l'endométrite, après le curetage. Il est d'ailleurs difficile d'enlever complètement avec la curette des productions polypiformes d'un certain volume.

Dans une autre observation d'endométrite il existait un polype dans lequel la base de la production, comme détachée de la paroi utérine, contenait des faisceaux de tissu conjonctif et de tissu musculaire lisse entre lesquels pénétraient les glandes sinueuses et développées surtout en longueur. On ne pouvait pas dire ici qu'il s'agissait d'un myome coiffé par la muqueuse, car les myomes sont toujours très régulièrement sphériques quand ils sont petits et ils conservent cette forme lorsque de la paroi musculaire de l'utérus ils s'énucléent pour faire saillie sous la muqueuse.

Lorsque les dilatations glandulaires sont plus volumineuses, sphériques, visibles à l'œil nu, ayant de 1 à 2 ou 3 millimètres de diamètre, et nombreuses, agglomérées ou isolées, on dit qu'on a affaire à un *polype glandu-*

*laire kystique.* Ces productions sont plus communes dans le col que dans le corps, plus fréquentes chez les femmes âgées que chez les jeunes filles. Cependant nous les avons rencontrées plusieurs fois dans le corps utérin chez de jeunes sujets, en particulier dans un utérus enlevé par M. Doyen. Nous n'insistons pas sur la nature histologique de ces kystes glandulaires ou œufs de Naboth que nous avons décrits dans la dernière leçon. Rappelons seulement que ces kystes du corps utérin contiennent toujours un liquide beaucoup plus séreux, fluide et moins épais, moins colloïde que ceux du col.

Les polypes muqueux du col de l'utérus sont plus fréquents que ceux du corps, et ils ont en général une plus grande tendance à se pédiculiser, à descendre, de façon à venir faire hernie à travers l'orifice du museau de tanche. On en voit assez souvent qui présentent la forme allongée et aplatie, rubanée, comme la langue d'un petit mammifère et qui, s'implantant à la partie supérieure de la cavité du col, semblant parfois n'être qu'un pli anormalement développé de l'arbre de vie, descendent sous la forme d'une languette molle jusqu'entre les lèvres du col. Là ils sont souvent un peu renflés, ils ont de 2 à 3 ou 4 centimètres de longueur sur 1/2 à 1 centimètre de largeur. Ces polypes sont la représentation assez fidèle de la muqueuse du col; leur partie centrale est fibreuse, vascularisée, tandis que leur périphérie montre les glandes, les saillies et les plicatures de la muqueuse.

Dans d'autres faits nous avons observé des polypes pédiculisés arrondis ou ovoïdes formés surtout par des glandes très hypertrophiées du col ayant la forme acineuse. La surface de ces polypes est généralement inégale, un peu mamelonnée; à la surface des mamelons on voit de petites dépressions glandulaires cupuliformes semblables à celles qu'on trouve à la surface du col, tandis que dans les enfoncements qui séparent les mamelons, on observe l'ouverture de conduits glandulaires plus volumineux qui mènent à des glandes composées de plusieurs culs-de-sac. (Voyez la figure 19).

La surface du polype, les glandules simples, les conduits des glandes composées et leurs culs-de-sac sont tapissés par

le même éphithélium cylindrique ne possédant pas de cils
vibratils, habituellement caliciforme et sécrétant du mucús

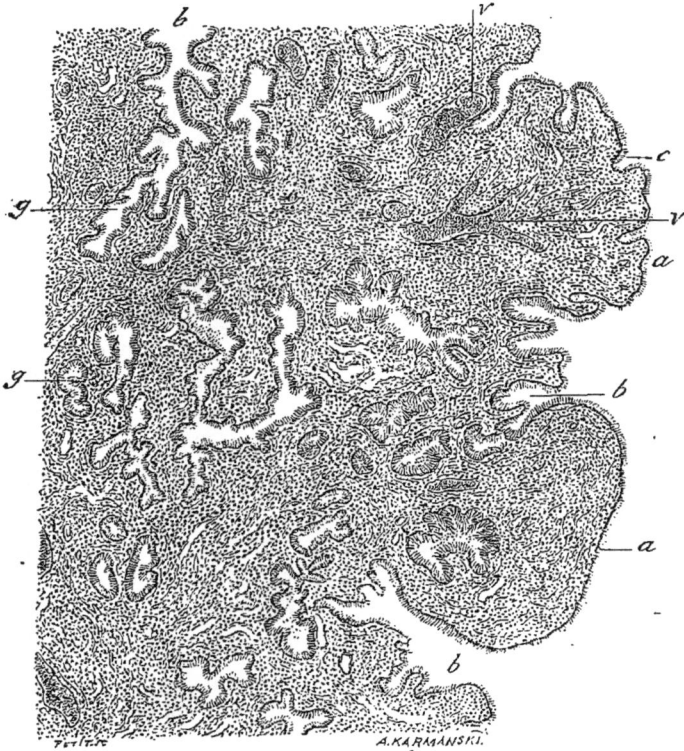

FIGURE 19. — Une portion de la coupe d'un polype glandulaire du
col de l'utérus. (Grossissement de 69 diamètres.)

*a, a,* bourgeons superficiels du polype tapissés à leur surface par un
épithélium cylindrique; *b,* goulot des glandes qui viennent s'ouvrir dans
les dépressions situées entre les bourgeons; *g,* parties profondes et culs-
de-sac des mêmes glandes; *v, v,* vaisseaux sanguins.

qui remplit toutes les cavités glandulaires. Le tissu conjonctif vascularisé qui sépare ces glandes est plus ou moins riche en cellules rondes.

C'est dans le col qu'on observe le type le plus net des
polypes glandulaires kystiques. Nous en avons analysé plusieurs spécimens, l'un, entre autres, provenant d'une opération de M. Péan. Ce polype sphérique ayant environ

2 centimètres de diamètre, était colloïde d'apparence et semi-transparent. Sa surface, tapissée par la muqueuse très mince, laissait voir par transparence les petits kystes dont il était entièrement formé. Sur les coupes faites après durcissement dans l'alcool et montage dans la celloïdine, on voyait dans toute son étendue des sections circulaires de kystes ayant de 0,1 à 2 ou 3 millimètres, séparées les unes des autres par des cloisons de tissu conjonctif. On pouvait reconnaître en certains points de la surface la forme de glandes à divers stades de dilatation et étudier le processus de ces dilatations qui aboutissaient en dernière analyse à des kystes sphériques et clos. Toutes les cavités glandulaires et kystiques étaient tapissées de cellules cylindriques sécrétant du mucus et caliciformes, sauf à l'intérieur des kystes les plus distendus qui présentaient parfois un épithélium plus bas, mais également muqueux. Le revêtement épithélial de ces glandes et kystes du col diffère de celui des glandes et kystes du corps utérin en ce qu'on n'y observe jamais de cils vibratils; le mucus qui y est contenu est aussi, comme nous l'avons déjà dit, plus concret, plus dense, plus colloïde. La surface de ces polypes est aussi tapissée des mêmes cellules cylindriques implantées sur une couche mince du chorion intermédiaire entre elles et les dilatations kystiques.

Les *polypes fibreux* du col utérin sont assez communs ; ils sont recouverts par la muqueuse plus ou moins amincie à leur surface ; leur tissu central est formé de tissu conjonctif lâche, fibrillaire, et parcouru par des vaisseaux sanguins. Souvent ce tissu conjonctif est imbibé de sérosité et comme œdémateux.

Dans un grand nombre de nos observations d'endométrite chronique, il y avait en même temps des myomes utérins. C'est, en effet, une complication fréquente. Mais les myomes, quelque soit leur siège et leur volume, même lorsqu'ils font saillie dans la cavité utérine en soulevant sa muqueuse, ne déterminent pas constamment une endométrite.

Vous connaissez, Messieurs, la disposition variable des myomes. Vous savez qu'ils débutent dans la paroi musculaire de l'utérus, comme de petits nœuds de faisceaux musculaires ayant une forme régulièrement sphérique et qu'ils sont pour ainsi dire isolés au milieu de la paroi musculaire, dans une coque fibreuse. Lorsqu'à cet état de myomes intra-pariétaux, on les sectionne, on leur voit faire une saillie sur la coupe et on peut les énucléer. On en trouve ainsi souvent un certain nombre dans la paroi utérine. Livrés à leur développement régulier, ils proéminent tantôt du côté de la surface péritonéale (myomes sous-péritonéaux), tantôt du côté de la muqueuse (myomes sous-muqueux). Quel que soit leur siège, ils atteignent souvent des dimensions colossales et lorsque leur développement se fait dans l'utérus même, ils constituent une ou plusieurs tumeurs qui repoussent la muqueuse étalée à leur surface. La cavité de l'utérus est tout à fait modifiée dans sa forme, de façon à ne plus représenter qu'une cavité aplatie autour d'eux ou un canal mince et très long, sinueux, entre des myomes volumineux. La muqueuse qui tapisse cette cavité presque virtuelle, où ce canal irrégulier, est généralement mince; quelquefois elle est assez épaisse, toujours reconnaissable aux caractères propres de son revêtement épithélial et de ses glandes qui sont conservées, parfois même hypertrophiées. Mais il ne nous a pas paru que l'endométrite existât souvent dans ces faits de myomes volumineux. Nous l'avons rencontrée plus fréquemment en coïncidence avec des myomes à leur début, petits, siégeant soit dans la paroi musculaire, soit dans la muqueuse.

Les myomes intra-péritonéaux déterminent presque constamment des lésions des trompes (hémato-salpyngites, salpyngites catarrhales, hydro-salpyngite), et des troubles fonctionnels des ovaires (hémorragies des follicules de de Graaf) causés surtout par la compression qu'ils exercent.

On emploie souvent en clinique le terme de *métrite parenchymateuse* lorsqu'on constate par le toucher et le palper abdominal que l'utérus est volumineux, allongé, développé dans tous les sens, et qu'en même temps le col est plus ou moins gros et hypertrophié, aussi bien en longueur qu'en épaisseur. Le diagnostic de métrite parenchymateuse paraît alors d'autant plus fondé que l'on observe en même temps des signes de métrite intense chronique du corps et du col, cette dernière accompagnée souvent d'ectropion. Mais ce diagnostic porté pendant la vie de la malade est loin d'être toujours aussi rigoureux qu'on le pense. On peut avoir affaire à une hypertrophie simple avec allongement du col ou à des myomes petits, situés dans la paroi de l'utérus et qui déterminent l'augmentation de ses dimensions, c'est-à-dire à des troubles qui sont indépendants de l'inflammation. Nous ne décrirons ici ni ces hypertrophies simples, générales ou partielles de l'utérus, ni les déplacements plus ou moins permanents de l'organe, ni tous les phénomènes de l'involution de la muqueuse et de la paroi musculaires consécutifs à l'accouchement. Les lésions de l'utérus dans l'involution insuffisante de la matrice après l'accouchement ont été, en effet, décrites par plusieurs auteurs dans la métrite parenchymateuse. Ces réserves faites, la métrite parenchymateuse (métrite chronique, infarctus utérin de Schrœder) est réellement rare, et elle paraît, au contraire, comme très commune si l'on y fait rentrer toutes les lésions consécutives à l'accouchement et à l'avortement. Aussi certains gynécologues sont tentés de la rayer du cadre des maladies utérines, tandis que d'autres la regardent comme la plus fréquente de ces affections.

Nous avons eu très rarement l'occasion d'examiner au microscope des lésions de métrite parenchymateuse développée sous des influences autres que la parturition. Dans ces métrites indépendantes de la grossesse, la paroi utérine épaissie est rosée ou rougeâtre, parfois molle, plus ou moins gorgée de sang et de sucs. On trouve alors, au microscope, les travées de tissu conjonctif épaissies au-dessous de la muqueuse et entre les faisceaux musculaires. Les faisceaux musculaires et les fibres lisses ne présentent pas d'altérations. Lorsqu'on analyse les modifications qu'a subies ce tissu conjonctif, on voit qu'il contient des cellules migratrices ou des cellules de tissu conjonctif volumineuses, tuméfiées; les vaisseaux et espaces lymphatiques sont quelquefois dilatés et contiennent des cellules suivant l'observation de M. de Sinéty; les vaisseaux sanguins sont distendus et remplis de sang. Il existe toujours alors une endométrite chronique plus ou moins intense. Parfois la séreuse péritonéale est elle-même enflammée à la surface de l'utérus et possède des néo-membranes.

Ces lésions diffèrent de l'involution de l'utérus après l'accouchement; là, en effet, on a devant les yeux toutes les modifications de la caduque utérine : la formation de tissu fibreux dense, lamellaire au niveau de l'implantation du placenta, les artérites et phlébites chroniques caractérisées par la multiplication des cellules de la membrane interne de ces vaisseaux, les lymphangites et périlymphangites, la périartérite, la périphlébite, la sclérose du tissu conjonctif interposé entre les faisceaux musculaires et les dégénérescences granulo-graisseuses des fibres lisses.

Dans plusieurs faits d'endométrite du corps et du col de l'utérus indépendantes de la parturition, ou survenant chez des femmes âgées qui avaient eu des enfants longtemps auparavant, nous avons vu une hypertrophie de la paroi utérine due surtout à la formation nouvelle du tissu conjonctif adulte situé entre les faisceaux musculaires. Le plus souvent alors, les travées fibreuses examinées à l'œil nu sont rosées et elles offrent une série de points ou de linéaments opaques qui ne sont autres que des artérioles épaissies et sclérosées, en dégénérescence athéromateuse. Lorsqu'on les observe au microscope, on s'assure en effet de l'épaississement assez considérable de la paroi des vaisseaux dont les éléments élastiques sont accrus et qui offre en même temps des cellules en dégénérescence graisseuse. La sclérose du tissu conjonctif s'accompagne en pareil cas de celle des tuniques artérielles et veineuses. Il n'y a pas rétraction cicatricielle du tissu conjonctif, mais au contraire augmentation permanente du volume de celui-ci.

Au lieu d'envahir la totalité de la paroi utérine, les lésions de métrite parenchymateuse peuvent être partielles. C'est ce qu'on voit par exemple dans le col, dans l'ectropion de cet organe causé, non seulement par l'épaississement de la muqueuse cervicale renversée en dehors et contenant des œufs de Naboth saillants dans le vagin. mais aussi par l'épaississement et l'induration du tissu conjonctif situé sous la muqueuse et entre les faisceaux musculaires. Dans ce tissu conjonctif on constate soit les lésions de l'inflammation récente avec des cellules migratrices et des cellules de tissu conjonctif tuméfiées, soit celles de l'inflammation ancienne avec des faisceaux de tissu conjonctif épais et des cellules plates interposées. Plusieurs fois, sur des cols enlevés à la suite de métrite chronique avec ectropion, nous avons vu une formation nouvelle de larges faisceaux de tissu conjonctif hyalins, semblables à ceux qu'on trouve dans le derme et constituant des bandes épaisses, comme un véritable tissu fibreux dense et cicatriciel. En pareil cas, la déformation et l'ectropion hypertrophique du col ne peuvent être guéris que par l'ablation.

Nous avons surtout observé la métrite parenchymateuse, qui porte exclusivement sur le tissu conjonctif de la paroi utérine, comme une conséquence de l'endométrite chronique du corps et du col. Nous vous en avons parlé aujourd'hui, Messieurs, pour compléter la description histologique de l'endométrite.

Nous avons ainsi terminé l'étude de la métrite. Nous exposerons dans la prochaine leçon les caractères de la métrite tuberculeuse.

## TUBERCULOSE UTÉRINE

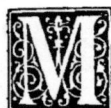

**M**ESSIEURS, nous vous parlerons aujourd'hui de la tuberculose utérine parce que son étude doit venir immédiatement après celle des métrites. Cette maladie, en effet, est une forme spéciale de la métrite chronique déterminée par la présence des bacilles de Koch; vous retrouverez dans ses lésions toutes celles que nous venons de passer en revue avec l'addition des nodules spéciaux et des cellules géantes qui sont en rapport avec les bacilles.

L'étude anatomo-pathologique de cette affection est de date relativement récente. Raynaud (1) a publié, en 1831, un mémoire sur ce sujet dans les *Archives générales de médecine;* Cruveilher (2), Aran (3), M. Siredey (4) en ont donné des observations et M. Brouardel (5), dans sa thèse inaugurale en a réuni un grand nombre relevés dans les auteurs ou observés par lui-même.

La répartition des lésions tuberculeuses dans les organes génitaux de la femme ne paraît pas être en rapport avec une contagion résultant de rapports sexuels. S'il en était ainsi, en effet, les tubercules se localiseraient d'abord dans le vagin et dans le col de l'utérus, et l'on sait qu'il est absolument exceptionnel de les rencontrer dans ce siège, qu'ils s'y soient développés primitivement ou secondaire-

(1) *Archives gén. de médecine*, 1831, vol. XXVI, p. 186.
(2) *Anatomie pathologique générale*, t. IV, p. 674 et 718.
(3) *Leçons cliniques sur les maladies de l'utérus*, 1858, p. 710 à 716.
(4) SIREDEY, thèse 1860, Paris.
(5) BROUARDEL, thèse de Paris, 1865.

ment. Je ne connais en effet que deux observations de tubercules de la portion vaginale du col de l'utérus et du vagin, indépendamment des fistules tuberculeuses recto ou vésico-vaginales que je laisse de côté. Ces deux observations se rapportent l'une à une autopsie de Virchow (1), l'autre à la nécropsie d'une jeune fille morte de tuberculose généralisée à la suite d'une rougeole dans le service de M. Rigal, à l'hôpital Saint-Antoine en 1878. Je trouvai, dans ce dernier cas, à la surface vaginale du col et dans les culs-de-sac du vagin une éruption confluente de granulations tuberculeuses récentes (2). A la suite de cette constatation, j'ai examiné avec soin pendant plusieurs années le col et le vagin de toutes les femmes qui mouraient de la tuberculose dans mon service sans y rencontrer de productions analogues.

Il est vrai que les partisans de la contagion par le coït pourraient dire que des bacilles pénétrant dans le vagin auraient beaucoup de difficultés à s'y fixer parce qu'ils rencontrent là une muqueuse à épithélium stratifié à couches épaisses et peu vulnérable, et que d'ailleurs les liquides sécrétés par le vagin auraient de la tendance à les rejeter au dehors. Si, au contraire, ces bacilles pénétraient dans la cavité du col ils trouveraient un épithélium cylindrique délicat, disposé en une seule couche et une muqueuse pourvue de villosités, à surface anfractueuse, tout à fait propre à les retenir. Nous verrons bientôt, en effet, à l'appui de cette manière de voir, qu'on peut donner la tuberculose utérine aux cobayes par une injection de quelques gouttes de culture de bacilles instillés dans le vagin.

Quoi qu'il en soit, le col de l'utérus est très rarement atteint de tuberculose; c'est une exception rarissime de le voir primitivement ou seul malade, et lorsqu'on a affaire à une tuberculose qui s'est généralisée aux deux trompes et au corps de l'utérus, le col est le plus souvent indemne.

Dans la grande majorité des faits de tuberculose génitale, les deux trompes utérines sont prises en même temps que le col de l'utérus, et comme les deux trompes peuvent pré-

(1) Cité par KLOB, *Path. anat. d. weibl. Sex. Org.*, Wien 1864.
(2) *Société méd. des hôpitaux*, 1879.

senter des lésions sans que le corps de l'utérus soit pris lui-même, on peut raisonnablement supposer que la tuberculose génitale a de la tendance à descendre de la trompe dans l'utérus plutôt qu'à remonter du vagin aux ovaires. On s'explique facilement cette propagation, l'exsudat morbide sécrété à la surface de la trompe s'écoulant dans la cavité utérine et y transportant les bacilles spécifiques. Dans les trente faits que M. Brouardel a relevés dans sa thèse inaugurale (1865), dans un certain nombre publiés, depuis dans ceux que j'ai observés moi-même, les trompes étaient envahies seules ou avec le corps de l'utérus. Il est tout à fait exceptionnel que le corps ou le col de l'organe soient isolément affectés.

Quant à la tuberculose des ovaires, elle doit être fort rare, car Rokitansky dit n'en avoir jamais observé un seul fait concluant. Aran et ses élèves la regardaient au contraire comme assez commune. Pour mon compte, je n'ai jamais vu de productions tuberculeuses dans l'intérieur de l'ovaire, dans l'épaisseur du tissu de cet organe. Toutefois, dans deux observations que nous citerons plus loin, M. Gombault et M. Doyen ont noté des îlots caséeux de cet organe. Par contre, on rencontre assez fréquemment des granulations tuberculeuses dans le péritoine au niveau de la capsule ovarienne. Il est possible qu'on ait pris pour des néoplasmes tuberculeux des corps jaunes en évolution ou de petits corps fibreux saillants à la surface de l'ovaire. Ces corps fibreux dont j'ai fait bien souvent des préparations sont très communs, surtout chez les femmes âgées dont l'ovaire est ratatiné et fibreux.

La tuberculose des organes génitaux de la femme paraît donc avoir son siège le plus habituel dans les trompes et dans le corps de la matrice. Elle coïncide toujours, si l'on s'en tient aux résultats des autopsies, avec des lésions analogues du poumon et d'autres organes, en particulier du péritoine pelvien, avec des granulations tuberculeuses du revêtement péritonéal des trompes en particulier. Lorsqu'on examine l'utérus et les annexes dans toutes les autopsies de femmes tuberculeuses, on y trouve assez rarement des lésions tuberculeuses. Je ne suis pas en mesure de donner une statistique exacte à cet égard, mais je n'estime pas qu'il y ait de tuberculose génitale plus d'une fois sur 50 a 60 autopsies de femmes phtisiques. Si l'invasion bacillaire venue par l'intermédiaire de la circulation générale se fixe sur les trompes et la muqueuse du corps utérin, on peut supposer que la cause en est dans une irritation, dans une inflammation antérieure qui aurait rendu ces parties plus vulnérables.

J'ai tenu compte surtout, dans les lignes précédentes, des données fournies par les autopsies, car aujourd'hui que les trompes et l'utérus tuberculeux sont justiciables du couteau du chirurgien, on conçoit sans peine que leur ablation faite au début du mal en puisse arrêter la propagation aux parties voisines, à toute la muqueuse génitale et au reste de l'économie.

Grâce aux progrès de la technique chirurgicale et de l'antisepsie, on peut opérer dans la cavité péritonéale, enlever les trompes tuberculeuses, faire même l'ablation de portions étendues du grand épiploon farci de tubercules sans qu'il en résulte plus de dangers que pour l'ablation des mêmes organes atteints de lésions inflammatoires. Nous avons rapporté avec M. Terrillon (1) l'examen histologique des trompes tuberculeuses enlevées les unes par M. Péan, les autres par M. Routier sans accidents consécutifs ; M. Nargeau a fait examiner dans notre laboratoire un morceau du grand épiploon tuberculeux enlevé chez un enfant qui depuis deux ans ne s'en porte pas plus mal, et je rapporterai bientôt l'examen d'un utérus tuberculeux opéré par hystérectomie vaginale par M. Péan.

On ne voit pas pourquoi l'ablation d'un utérus tuberculeux aurait plus d'inconvénients, plus de retentissement sur l'économie qu'une opération pratiquée sur toute autre tuberculose locale, sur le testicule par exemple. Il est vrai qu'il est plus difficile de faire le diagnostic de cette affection siégeant à l'utérus qu'au testicule, et que la tuberculose utérine passe le plus souvent inaperçue.

Mais je ne dois pas perdre de vue que mon but est sur-

(1) *Archives de physiologie*, 15 novembre.

tout d'exposer ici les résultats d'examens anatomiques, et je reviens aux lésions que présentent la muqueuse et le parenchyme des organes sexuels.

Je n'insisterai pas sur leur examen à l'œil nu. On les connaît depuis les excellentes descriptions données par Raynaud, Cruveilher, Aran, Siredey et Brouardel.

Les pièces d'utérus tuberculeux que j'ai utilisées pendant ces derniers mois pour cette leçon sont au nombre de six. Deux d'entre elles se rapportent à des troubles organiques du début de la tuberculose utérine, c'est-à-dire à une époque de son évolution dans laquelle on ne trouve qu'un nombre restreint de follicules tuberculeux accompagnés de catarrhe et d'endométrite végétante et glandulaire. Dans les autres observations, les follicules tuberculeux sont très rapprochés les uns des autres, toute la muqueuse est infiltrée par un tissu formé de petites cellules ; elle présente alors une dégénérescence caséeuse totale, uniforme sur la plus grande partie de son étendue. La muqueuse du corps utérin est alors jaunâtre et opaque. Cette opacité et cette dégénérescence s'observent sur une coupe de la muqueuse dans une étendue en profondeur de 1 à 2 millimètres. Au-dessous de cette couche la tunique musculeuse est conservée, et généralement hypertrophiée. Ni à la surface de la muqueuse, ni sur la section, on ne distingue à l'œil nu de granulations tuberculeuses qui rappellent la description classique des granulations des séreuses, pas plus au début de la tuberculose que dans ses périodes les plus avancées. Dans tous les cas, la sécrétion du col et du corps de l'utérus présente des caractères spéciaux ; le mucus cervical et le mucus du corps sont denses, épais, semés de grumeaux opaques jaunâtres. Souvent même on a affaire à un magma épais, semi-liquide, uniquement coloré en jaune et opaque, plus ou moins abondant, qui distend le corps de l'utérus. Il peut y avoir par exemple de 20 à 50 grammes de ce mucus cailleboté, épais, crémeux, opaque, qui remplit le corps de l'utérus et s'écoule difficilement par le museau de tanche.

Pour bien faire comprendre l'évolution histologique de cette maladie, je décrirai successivement des types de tuberculose à son début et de tuberculose plus ancienne.

### Tuberculose récente du col utérin.

Les observations de tubercules limités au col sont peu nombreuses; nous citerons cependant un fait rapporté par M. Laboulbène (1).

Notre observation de tuberculose au début la plus intéressante se rapporte à une lésion du col de l'utérus pour laquelle M. Péan a pratiqué l'hystérectomie totale. Le diagnostic clinique de cette lésion était resté douteux. L'aspect du col hypertrophié, induré, hérissé de végétations irrégulières, baigné d'un liquide muqueux épais, jaunâtre, grumeleux, faisait redouter un cancer et, dans cette hypothèse, M. Péan avait enlevé l'utérus. La pièce me fut remise peu de temps après l'opération, aussi fraîche qu'il est possible.

L'ouverture de la cavité cervicale nous fit voir les plis de l'arbre de vie très accusés, végétants, agglutinés par un mucus collant parsemé de grumeaux opaques. L'examen histologique que nous avons fait, M. Brault et moi (*Soc. anat.*, mars 1888), nous démontra qu'il s'agissait d'une tuberculose du col de l'utérus, limitée à cette partie de l'organe. Cette pièce est extrêmement intéressante à raison de sa rareté même et de la limitation du processus tuberculeux.

Les préparations histologiques obtenues après le durcissement dans l'alcool et perpendiculaires à la surface de la muqueuse, montrent, avec un faible grossissement (voyez la figure 20 dessinée à 30 diamètres) les plis de l'arbre de vie *p,* présentant des villosités secondaires et séparés par de grandes dépressions où viennent s'ouvrir les glandes utriculaires ou composées du col. La surface de la muqueuse, aussi bien que les dépressions et les cavités glandulaires, sont tapissées et remplies de mucus *m.* Les cavités glandulaires *g* sont élargies en même temps que le tissu conjonctif est rempli de petites cellules. Dans ce tissu conjonctif, à la surface de la muqueuse, au sommet même des plis de l'arbre de vie, dans les couches superficielles

(1) Laboulbène, *Éléments d'anatomie pathologique*, p. 860, fig. 249.

aussi bien qu'un peu plus profondément entre les glandes, on distingue en *a*, *a*, *a*, des cellules géantes assez volumi-

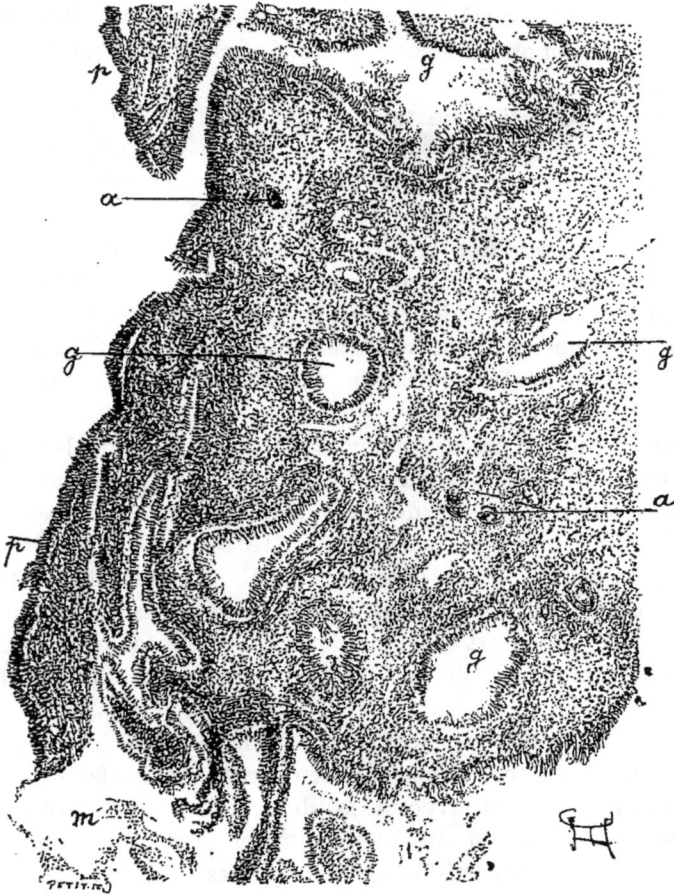

Fig. 20. — Coupe de la surface de la muqueuse de la cavité du col.
(Grossissement de 30 diamètres.)

*m*, mucus situé à la surface de la muqueuse et dans les dépressions intermédiaires aux plis de l'arbre de vie; *p*, saillies de l'arbre de vie et villosités couvertes d'un épithélium cylindrique; *g*, *g*, *g*, glandes et dépressions intermédiaires aux plis de l'arbre de vie; *a*, *a*, *a*, cellules géantes situées dans le tissu conjonctif de la muqueuse au milieu de follicules tuberculeux microscopiques.

neuses pour être vues à ce faible grossissement. La surface de la muqueuse, de ses plis, de ses villosités, aussi bien que la cavité des glandes, sont tapissées de longues cellules cylindriques.

On voit par ce dessin que la dissémination des cellules géantes se fait dans le tissu conjonctif de la muqueuse sans que les glandes et la configuration générale de celle-ci soient notablement modifiées.

La figure 21 montre les mêmes lésions, mais avec plus d'évidence, parce qu'elle est dessinée à un grossissement un peu plus fort (100 diamètres).

Le mucus forme à la surface de la muqueuse des couches parallèles; la surface de la muqueuse montre des saillies villeuses s séparant des dépressions glandulaires. Une dépression de l'arbre de vie se voit à la gauche de la figure, et dans cette dépression on observe une villosité épaisse p, tapissée comme toute la surface par de grandes cellules cylindriques.

Entre les glandes g, g, dans le tissu conjonctif de la muqueuse infiltré de nombreuses petites cellules, on voit des cellules géantes tout à fait caractéristiques, c, c, c, qui paraissent constituer à elles seules toute la lésion tuberculeuse. Il est vrai que le tissu conjonctif qui les entoure est plus riche en cellules rondes qu'à l'état normal; mais il en contient beaucoup à l'état physiologique et il suffit d'avoir affaire à une endométrite du col pour qu'il en renferme autant que dans ce fait de tuberculose. D'ailleurs le plus souvent, autour des cellules géantes, il n'existe pas d'agglomération de cellules épithélioïdes, ni d'accumulation de cellules en dégénérescence granuleuse ou nécrosique, d'où il résulte que les follicules tuberculeux observés dans ce cas à une période très voisine de leur début n'étaient point visibles à l'œil nu.

Les cellules géantes sont souvent situées tout à fait au voisinage des glandes, et même au contact de leur paroi; c'est ce que montre l'une des cellules géantes de la figure 21; la figure 22 fait encore mieux apprécier cette disposition.

Dans ce dessin, en effet, j'ai représenté une cellule géante c très volumineuse, qui touche à la membrane limitante d'une glande. A côté et au-dessus de cette cellule géante, on voit une fente e qui siège dans le follicule tuberculeux

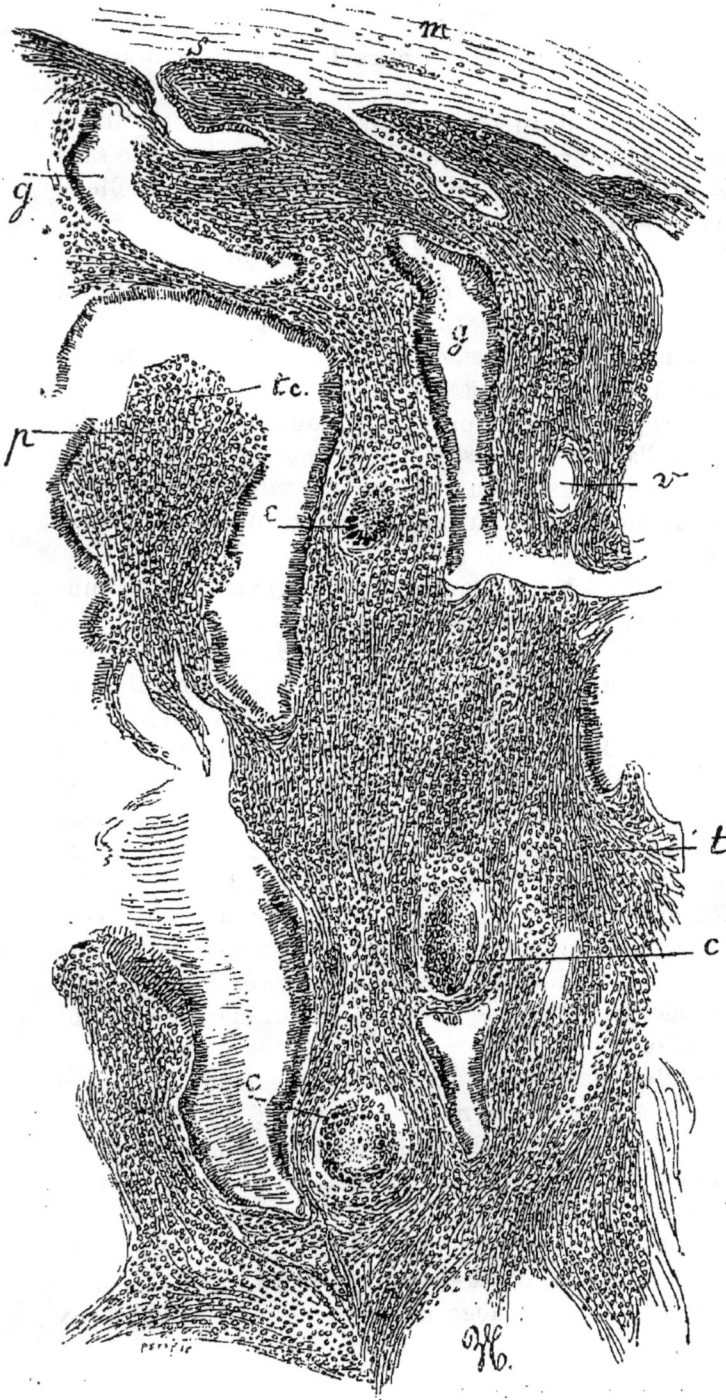

Fig. 21. — Section de la surface du col atteint de tuberculose récente. (Grossissement de 100 diamètres.)

m, mucus; s, surface des villosités et papilles; g, glandes muqueuses tapissées d'épithélium cylindrique; v, vaisseau; c, c, c, cellules géantes situées dans le tissu conjonctif enflammé t; p, une papille en partie bordée de son épithélium dont le tissu conjonctif tc est enflammé et présente de nombreuses petites cellules.

et on constate au bord de cette fente quelques cellules épithélioïdes appartenant à ce follicule. Les cellules du revêtement de la glande voisine de ce follicule présentent des

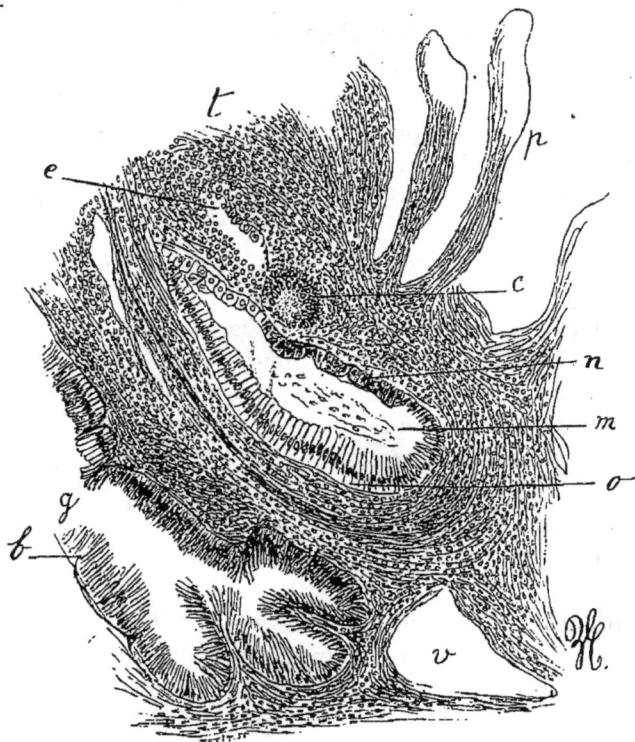

Fig. 22. — Grossissement de 150 diamètres.

p, papilles et végétations superficielles; t, tissu conjonctif contenant
beaucoup de cellules rondes; e, fissure dans un tissu tuberculeux où l'on
voit des cellules épithélioïdes appartenant à un follicule tuberculeux;
c, cellule géante; n, revêtement épithélial d'une glande au niveau d'un
follicule tuberculeux et présentant des cellules épithéliales grosses et
ramassées; o, revêtement épithélial formé de longues cellules; m, mucus
contenu de la glande; b, cellules épithéliales très allongées d'une
glande; v, vaisseau.

caractères différents suivant qu'on les examine auprès de la
cellule géante ou loin d'elle. Bien que cette figure soit vue
à un assez faible grossissement (150 diamètres), il est facile
de les constater. Dans toutes les inflammations du col en effet,

quelle que soit leur cause, les cellules épithéliales cylindriques des glandes sont souvent très longues, et leur extrémité libre est pleine de mucus. C'est ce que j'ai dessiné en *o*, dans les cellules cylindriques éloignées de la cellule géante ; on peut constater aussi cet allongement des cellules en *b*, dans la glande *g*, simplement atteinte de catarrhe inflammatoire. Mais au voisinage de la cellule géante en *n*, les cellules épithéliales sont plus ramassées, plus larges et moins longues, leur protoplasma se colorait aussi beaucoup plus fortement par le carmin. Remarquons aussi en passant que cette glande dilatée contenait beaucoup de mucus *m*.

Les productions tuberculeuses développées à la surface de la muqueuse qui revêt extérieurement le museau de tanche, c'est-à-dire dans sa portion vaginale où elle est recouverte d'épithélium pavimenteux, présentent la même apparence que les tubercules de la muqueuse pharyngienne ; les follicules tuberculeux siègent en effet à la surface du chorion muqueux ; on y voit des cellules géantes au milieu d'une accumulation de petites cellules ; ces granulations sont recouvertes à leur début et pendant longtemps, par les couches normales de l'épithélium pavimenteux stratifié.

Maintenant que nous avons étudié la topographie des lésions tuberculeuses de la muqueuse dans ce fait, nous pouvons pousser plus avant l'analyse histologique des lésions tuberculeuses et de celles qui sont purement inflammatoires.

Les cellules géantes qui sont placées dans le tissu conjonctif de la muqueuse, surtout à sa surface dans les villosités ou autour des glandes, sont volumineuses et contiennent une quantité de noyaux. Ceux-ci sont souvent, ainsi que je l'ai indiqué, allongés en forme de boudin, ou contournés, ou bourgeonnants. Bien que les lambeaux qui ont servi à faire les coupes eussent été très bien conservés, durcis dans l'alcool fort, il m'a été impossible de voir de division indirecte des noyaux dans les cellules géantes ; mais j'ai vu plusieurs fois de grosses cellules épithélioïdes, appartenant au follicule tuberculeux et voisines d'une cellule géante présenter des figures de karyokinèse évidentes.

Au-dessous de la muqueuse, on trouvait des follicules tuberculeux en petit nombre situés au milieu des faisceaux musculaires entre-croisés. Ces faisceaux musculaires étaient, en un point donné, séparés et éloignés par du tissu conjonctif embryonnaire formant un îlot, au centre duquel il y avait une ou plusieurs cellules géantes entourées de cellules épithélioïdes. Ces granulations tuberculeuses étaient plus volumineuses que celles de la surface de la muqueuse. Elles offraient là une disposition tout à fait analogue à ce qu'on observe dans les couches musculaires de l'intestin ou dans le muscle lingual, c'est-à-dire qu'elles s'étaient développées dans le tissu conjonctif inter-fasciculaire en repoussant par leur extension les fibres musculaires à leur périphérie. Il faut donc s'attendre, même lorsqu'on croit avoir affaire à une éruption tuberculeuse légère, superficielle, de date récente, n'ayant point produit d'ulcération ni de perte de substance, à ce que le tissu profond de la muqueuse et même la couche musculaire soient envahis par quelques granulations tuberculeuses. Celles-ci, en petit nombre il est vrai, suivent le trajet des vaisseaux, dans les espaces conjonctifs inter-musculaires.

Lorsque, même dans des tuberculoses peu anciennes, l'examen histologique révèle une pareille extension du mal en profondeur, on peut en tirer cette conclusion qu'il ne suffirait pas au médecin de l'attaquer par des modificateurs superficiels ni même par un grattage, à moins qu'il ne soit poussé profondément et que souvent l'ablation totale serait le seul moyen d'enlever toutes les parties tuberculisées de l'utérus.

Nous avons cherché en vain, dans ce fait, des bacilles de la tuberculose sur une dizaine de coupes; il nous a été impossible d'en découvrir, soit dans les cellules géantes et dans les follicules, soit dans le mucus qui remplissait les glandes et couvrait la surface de la muqueuse.

Les lésions tuberculeuses que nous venons de passer en revue provoquent autour d'elles et dans toute la muqueuse une inflammation, un degré très marqué d'endométrite du col. Ces troubles inflammatoires portent à la fois sur le revêtement épithélial de la surface et des glandes, et sur le chorion.

Les cellules qui tapissent la surface des villosités superficielles de la muqueuse sont en place aussi bien que celles qui revêtent les dépressions de l'arbre de vie et les divers segments des glandes. Le plus ordinairement les cellules épithéliales des dépressions glandulaires sont beaucoup plus longues, beaucoup plus pressées qu'à l'état normal et elles paraissent amincies. Ces cellules sont disposées en palissade et leurs noyaux sont ovoïdes, presque toujours situés suivant une ligne régulière, ainsi qu'on peut le voir en o, (fig. 22). Leur extrémité libre, qui confine à la lumière de la glande, est un peu renflée et contient une substance transparente, muqueuse. Leur bord libre est arrondi. Au niveau de ce bord libre on voit, soit de petites boules ou granulations de mucus, soit, ce qui s'observe plus souvent, un filament formé d'une substance tout à fait réfringente ou très finement granuleuse, un peu moins épais que la cellule, dirigé dans le même sens qu'elle du côté de l'axe de la lumière de la glande. Ces filaments muqueux pâles, qui se continuent avec chacune des cellules de revêtement, parallèles les uns aux autres, s'infléchissent dans le sens de la lumière de la glande, s'accolent sans se confondre et sortent ainsi en formant une gerbe qui s'épanouit au goulot glandulaire. Des filaments muqueux analogues sont en rapport avec le bord libre des cellules de revêtement, et ils ne tardent pas à s'infléchir aussi à la surface de la muqueuse où ils forment des couches parallèles à cette surface.

Le système de ces différentes zones de filaments et de couches de mucus est très élégant sur les préparations obtenues après le durcissement des pièces par l'alcool. On les étudie très bien sur les coupes colorées au carmin, mais ils sont beaucoup plus colorés et plus remarquables après l'action de la safranine. Dans ce but, on met les coupes dans un bain formé de solution aqueuse et de solution alcoolique concentrée de safranine, mêlées à parties égales, où on les laisse pendant douze heures. Après la coloration, on éclaircit la préparation par l'alcool, l'essence de girofle, et on monte dans le baume. Par ce procédé, les filaments et couches de mucus sont très fortement teintés en rouge, rouge orangé et par places, dans les parties superficielles qui sont les plus anciennes, en rouge violacé.

En examinant ces coupes avec un fort grossissement, on voit souvent, au milieu du mucus, des cellules rondes atrophiées, ratatinées, irrégulières à leur bord ou des fragments de cellules. Ces éléments qui ont subi la dégénérescence muqueuse ou colloïde, présentent des bords bien nets et sont aussi fortement colorés par la safranine. Ils sont logés dans de petites cavités au milieu du mucus, si bien qu'en certains points de ces coupes du mucus, en voyant des systèmes de lames et de filaments réguliers, enserrant des éléments irréguliers enfermés dans de petites loges ou capsules, on croirait avoir affaire à la coupe d'un os décalcifié. Je signale cette apparence en passant, comme un détail de technique assez curieux.

Dans les points où le mucus était grumeleux et opaque, on y observait des cellules plus ou moins volumineuses, arrondies, contenant des granulations graisseuses. Sur ces mêmes préparations colorées à la safranine, on peut voir des cellules épithéliales cylindriques en karyokinèse. L'épithélium de revêtement et celui des glandes présente donc des modifications inflammatoires, une migration de cellules rondes entre les cellules cylindriques, une prolifération assez marquée, des dégénérescences muqueuses et graisseuses par places, et une sécrétion de mucus en quantité supérieure à la normale. Ce sont là des troubles communs à toutes les endométrites intenses, subaiguës du col utérin ; mais il est rare de les trouver portées au même degré que dans ce fait de tuberculose.

Le tissu conjonctif du chorion muqueux est aussi le siège de lésions inflammatoires ; les vaisseaux sont dilatés excepté dans les parties tuberculisées depuis un certain temps ; il s'est fait une accumulation de cellules rondes migratrices entre les fibrilles conjonctives. On peut s'assurer de la grande quantité de ces petites cellules qui remplacent le tissu conjonctif en examinant la figure 21 en *t* et *tc* et la figure 22 en *t*. La diapédèse s'effectue ainsi en dehors des limites du tissu conjonctif, car il passe assurément quelques cellules rondes migratrices entre les cellules épithéliales du revêtement dans le mucus sécrété par les glandes à la surface de la muqueuse.

Si le lecteur a bien compris la description qui précède d'un cas de tuberculose de la cavité du col utérin et qu'il veuille bien la comparer à la description de la tuberculose au début de la trompe que nous avons donnée, M. Terrillon et moi (1), il verra entre les troubles de la cavité du col et ceux de la muqueuse de la trompe la plus grande analogie. C'est le même siège des cellules géantes au sommet des plis et villosités ou dans le tissu conjonctif de ces plis; ce sont les mêmes phénomènes inflammatoires, et la même sécrétion muqueuse, les mêmes modifications des cellules épithéliales.

### Tuberculose du corps de l'utérus.

Dans le courant du mois de février 1888, M. Dumontpallier a trouvé, à l'autopsie d'une tuberculeuse, les trompes et l'utérus malades. Les trompes étaient très nettement tuberculeuses, grosses comme le petit doigt, remplies d'un muco-pus grumeleux, caséeux, avec des points opaques dans les végétations de la muqueuse et dans la paroi de ces conduits. L'utérus n'était pas augmenté notablement de volume; sa paroi n'était pas épaissie; la muqueuse du corps était irrégulière à sa surface, granuleuse, hérissée de petites végétations. Au-dessus de l'orifice interne de la cavité du col, la muqueuse du corps utérin présentait une ulcération comme creusée à l'emporte-pièce, ayant l'étendue d'une pièce de 1 fr., et dont le fond offrait une couche caséeuse opaque adhérente, reconnaissant pour cause une mortification de la couche profonde du chorion muqueux. Le corps contenait un liquide muqueux, opaque. La cavité du col et le museau du tanche étaient normaux.

Nous avons fait des préparations du corps de l'utérus après durcissement dans l'alcool, de façon que les coupes,

(1) *Anatomie et physiologie pathologique de la salpingite et de l'ovarite.* Archives de physiologie, 16 novembre 1887, p. 550.)

perpendiculaires à la surface de la muqueuse, comprissent toute l'épaisseur de la paroi utérine. Mais dans cet utérus recueilli trente heures environ après la mort, nous ne pûmes constater les altérations histologiques fines qui ne s'observent que sur ces organes durcis aussitôt après leur ablation chirurgicale. Il eût été bien inutile de chercher à savoir quel était l'état des cellules de revêtement, des cellules glandulaires, etc. Nous n'avons pu constater que l'inflammation de la muqueuse, son infiltration par un grand nombre de petites cellules et les végétations anormales de sa surface; les glandes du corps n'étaient pas accrues en épaisseur ni en nombre. Nous avons aussi trouvé quelques cellules géantes au pourtour de l'ulcération. Le fond de l'ulcération montrait, dans toute la partie caséeuse, une infiltration du tissu conjonctif par de petites cellules très rapprochées les unes des autres, vitreuses, dont les noyaux ne se coloraient plus en rouge par le picro-carmin, une mortification en un mot d'une partie de la muqueuse tuberculisée en nappe. Il n'y avait point là de nodules ni d'îlots tuberculeux séparés ou distincts les uns des autres. Ce tissu tuberculeux mortifié formait le plancher de l'ulcération suivant une épaisseur d'un demi-millimètre environ.

Il s'agissait, comme on le voit, d'une tuberculose limitée du corps de l'utérus consécutive à une salpingite double de même nature.

On peut citer comme un type de tuberculose chronique du corps de l'utérus le fait suivant, qui provient d'une autopsie que j'ai faite à l'Hôtel-Dieu le 9 février 1887 (1). Il s'agissait d'une phtisique soignée depuis longtemps dans le service de Gallard et dont on n'avait jamais examiné les organes génitaux, probablement parce qu'elle ne s'en était jamais plaint. Les poumons présentaient des cavernes et une infiltration généralisée, les intestins offraient des ulcérations tuberculeuses ainsi que la vessie.

L'utérus, volumineux, en rétroflexion, offrait à sa surface péritonéale plusieurs granulations tuberculeuses; les trompes normales ne présentaient ni granulations tubercu-

(1) *Bulletin de la Société anatomique*, 1887, p. 70.

leuses à leur surface, ni contenu puriforme. L'ovaire gauche recouvert d'adhérences pseudo-membraneuses qui l'unissaient à la trompe montrait à sa suface des nodosités et de petits bourgeons en chou-fleur, durs, formés d'un tissu fibreux très dense, d'aspect presque cartilagineux (fibromes de la surface de l'ovaire).

Après avoir ouvert le vagin et l'utérus, on vit que la paroi du corps de l'utérus mesurait 1 centimètre en épaisseur, sans être notablement indurée. L'utérus, y compris la cavité du col, mesurait 8 centimètres et demi en longueur. La cavité du corps dilatée contient un pus épais, caséeux, semi-liquide, adhérent à la paroi, grumeleux, qui reste en place et qu'on peut évaluer à environ une cuillerée à bouche.

Après avoir déplacé ce pus caséeux et cailleboté, on voit que la surface de la cavité utérine est jaune, caséeuse, irrégulière, avec de petits débris filamenteux. Cette dégénérescence caséeuse n'est pas limitée à la surface de la cavité utérine; elle en infiltre la paroi dans une épaisseur de 1 millimètre et demi à 2 millimètres. Sur la coupe de la paroi utérine, on constate en effet une bordure jaune d'aspect caséeux qui limite toute la cavité du corps.

Cette lésion généralisée à toute la muqueuse du corps s'arrête à la limite de l'orifice interne de la cavité du col. Le mucus sécrété par le col et qui humecte sa muqueuse bien conservée est filant, visqueux, transparent comme à l'état normal.

La vagin est normal.

Les sections perpendiculaires à la surface de la muqueuse du corps, après durcissement dans l'alcool, n'ont montré aucun vestige de sa structure normale; ni épithélium, ni glandes, ni vaisseaux sanguins reconnaissables. Toute la partie caséeuse de la surface présentait au microscope une couche homogène formée de petites cellules mortifiées, vitreuses, ne se colorant plus, dont les noyaux étaient à peine teintés en rose par le picro-carmin. Les cellules était séparées par de minces fibrilles entre-croisées dans tous les sens.

Au-dessous de cette couche mortifiée, il y avait une zone possédant de petites cellules vivantes et entre elles de distance en distance quelques cellules géantes. Puis venaient les plans musculaires. Dans cette paroi musculeuse nous avons vu aussi quelques follicules tuberculeux. Sur les coupes comprenant toute la paroi, y compris le péritoine, on avait donc en dedans l'infiltration caséeuse qui remplaçait la muqueuse, quelques follicules tuberculeux dans la paroi musculaire et les granulations situées dans le péritoine.

Nous avons cherché inutilement les bacilles de la tuberculose, sur une dizaine de coupes, dans la muqueuse utérine ainsi dégénérée.

L'infiltration caséeuse accompagnée de mortification superficielle dont les produits détachés constituent le pus caséeux cailleboté qui remplit la cavité du corps utérin, est le type le plus caractérisé de cette tuberculose chronique.

Nous ne pouvons nous empêcher de comparer cette lésion à celle de même nature que l'on constate assez souvent dans le bassinet, les calices et les uretères, et dont nous avons vu cette année des exemples tout à fait frappants à la société anatomique. Cette similitude saute aux yeux. Il s'agit, dans le corps utérin comme dans les voies d'excrétion de l'urine, d'un épaississement blanc jaunâtre opaque de la muqueuse qui est tout à fait mortifiée et dont la surface se délite en fragments moléculaires qui se mêlent au pus en lui donnant son apparence grumeleuse.

Au microscope, c'est aussi tout à fait la même apparence ; la couche plus ou moins épaisse de la surface caséeuse présente un aspect homogène, une infiltration uniforme par de petites cellules sans qu'on distingue de vestiges d'îlots tuberculeux isolés. C'est à peine si dans la couche profonde encore vivante on peut distinguer de loin en loin une cellule géante reconnaissable. Dans la tuberculose chronique avec infiltration caséeuse des uretères et du bassinet, il est également fort difficile et long de trouver un ou deux bacilles. Il résulte de ce que nous venons de dire de l'anatomie pathologique de la tuberculisation de la muqueuse des trompes et de l'utérus qu'on ne trouve habituellement, ni à l'état récent ni à l'état chronique, de granulations tuberculeuses évidentes à l'œil nu ni même au microscope et répondant aux descriptions classiques des tubercules. On a pris en effet comme le type du tubercule la granulation des séreuses, et ce type ne se rencontre que très rarement dans la muqueuse génitale.

La rareté des bacilles, dans la tuberculose utérine, ne doit pas nous étonner. Il est certain qu'il en existe, car nous en rapportons plus bas des exemples, mais de même que dans la plupart des tuberculoses locales (tubercules du testicule, lupus, etc.), ils y sont en très petit nombre, probablement parce que les lésions sont anciennes.

M. le D<sup>r</sup> E. Doyen, de Reims, a été plus heureux ou plus persévérant dans la recherche des bacilles, il en a trouvé récemment à l'autopsie d'une jeune femme morte de fièvre puerpérale qui présentait aussi des tubercules de la muqueuse et du muscle utérin. Les deux observations suivantes, que me communique M. Doyen et qu'il a recueillies pendant son internat chez M. Lancereaux, se rapportent peut-être à des tubercules primitifs de l'utérus et de ses annexes ; mais comme il y avait aussi des tubercules pulmonaires, il est assez difficile de se prononcer sur la question d'antériorité des uns ou des autres.

**Tuberculose primitive de l'utérus et de ses annexes, compliquée de pelvi-péritonite tuberculeuse chronique. — Phlegmon péri-utérin ouvert dans le cæcum. — Septicémie. — Mort.**

Magne, 23 ans, domestique, entrée salle Lorain, à la Pitié, le 8 janvier 1885 (service de M. Lancereaux). Réglée à 16 ans ; mariée à 20 ans, elle eut un enfant peu après. Le sang des règles est pâle. L'hémorrhagie dure habituellement de 5 à 6 jours. Dans l'intervalle elle a des pertes blanches. Elle s'est levée trois jours après son accouchement.

Depuis quinze jours elle est plus souffrante et se plaint que son mari, très fort selon elle, lui causait de la douleur dans le coït.

Le 9 janvier elle souffre de tout l'abdomen, surtout à gauche, et présente des vomissements porracés. Il existe en avant de l'utérus un empâtement douloureux.

Dysurie, constipation, ballonnement du ventre. Urine très albumineuse, teinte subictérique des conjonctives, coliques, diarrhée. Fièvre hectique, cachexie progressive, frissons fréquents. Il existe toujours un empâtement douloureux au-devant et sur les côtés de l'utérus.

La température a oscillé matin et soir de 38° à 40°.

L'état général s'aggrave, et on constate à l'auscultation des râles pulmonaires aux bases. Mort.

*Autopsie* le 8 février.

Nous tombons avec étonnement, non pas sur une pelvi-péritonite inflammatoire simple comme on s'y attendait, mais sur des lésions tuberculeuses des organes pelviens, compliquées de granulie péritonéale et d'un immense abcès, communiquant avec l'intestin.

Le décollement péritonéal se prolonge surtout dans la fosse illiaque gauche. A droite, la cavité purulente communique avec le cæcum par un orifice déchiqueté de 1 centimètre de diamètre.

Le péritoine péri-utérin est semé de granulations tuberculeuses. D'autres points présentent des fausses membranes inflammatoires récentes.

La muqueuse utérine est rouge, congestionnée, épaissie, semée de granulations tuberculeuses, dont quelques-unes sont déjà caséeuses.

La rate est énorme, .les reins blanchâtres et volumineux, le foie jaunâtre pèse 2,030 grammes et semble amyloïde. Tous les viscères abdominaux sont unis par des fausses membranes dont quelques-unes assez anciennes.

Ces fausses membranes sont semées de granulations tuberculeuses qui abondent particulièrement sur le péritoine qui recouvre le foie et l'estomac.

Aucune trace de tuberculose pulmonaire ou pleurale. Hépatisation grise du lobe moyen du poumon droit. Pneumonie lobulaire disséminée des deux côtés.

Le péricarde est enflammé et contient 60 grammes d'un exsudat fibrino-purulent.

Rien au cerveau.

La muqueuse intestinale ne présente aucune trace de tuberculose. L'aspect de la perforation du cæcum semble prouver qu'elle s'est faite de l'abcès vers l'intestin. Elle est, en effet, très nettement taillée du côté de la muqueuse et fort irrégulière du côté de l'abcès.

Cette malade semble donc avoir succombé à des accidents infectieux à la suite de la communication avec le cæcum d'un foyer purulent développé au niveau des annexes de l'utérus.

L'examen des viscères a prouvé qu'il n'existait pas de tuberculose pulmonaire et il est probable que l'utérus avait été atteint en premier lieu.

**Tuberculose primitive de l'utérus et de ses annexes. — Pelvi-péritonite tuberculeuse. — Mort. — Lésions pulmonaires peu accentuées.**

Cassin, 64 ans. Elle a eu 16 enfants, qui sont tous morts en bas âge. Légèrement alcoolique.

Elle entre le 3 janvier, salle Lorain (service de M. Lancereaux), en se plaignant d'une faiblesse générale. Elle est cachectique et a eu une pleuro-pneumonie, il y a cinq ans.

Quatre jours avant d'entrer à l'hôpital, elle dut cesser son métier de marchande des quatre saisons et s'aliter.

Elle se plaignait alors de courbature, de maux de reins et de frissons.

Elle présente des râles de bronchite, et, dans le flanc droit, une tumeur très douloureuse de nature inflammatoire.

Il se produit un peu d'ascite, de l'œdème des membres inférieurs. L'urine est rare, d'odeur ammoniacale, chargée de sels et albumineuse.

La tuméfaction du flanc droit augmente. L'état général s'aggrave. Des râles de bronchite généralisée s'entendent des deux côtés du thorax.

Au commencement de février, l'urine se montre de plus en plus albumineuse. L'œdème des jambes s'accentue. On entend au cœur un bruit de galop.

Une escarre se produit au sacrum et la malade meurt vers le 15 février.

A l'autopsie, nous trouvons des lésions d'athérome généralisé et quelques tubercules pulmonaires.

La séreuse péritonéale en particulier présente de nombreuses granulations tuberculeuses remarquablement dures et saillantes, paraissant de date très ancienne. Les trompes sont volumineuses, atteintes de péri-salpingite et en partie caséeuses ainsi que les ovaires.

La muqueuse utérine et le tissu même de l'utérus sont profondément infiltrés de tubercules caséeux, qui donnent à la cavité du corps un aspect assez analogue à celui de certains cancers.

Cette observation est curieuse par l'évolution, à l'âge de 64 ans, d'une tuberculose de l'utérus et de ses annexes, peut être latente depuis longtemps, ayant déterminé, sous l'influence de la fatigue physique probablement, des lésions aiguës de pelvi-péritonite tuberculeuse et la mort.

L'observation suivante, que nous communique M. le Dr Gombault et qu'il a recueillie dans son service de l'hospice d'Ivry, est très intéressante par la forme des lésions tuberculeuses du corps de l'utérus. La cavité du corps très dilatée, était transformée en un kyste à parois minces par suite de l'oblitération de l'orifice interne du col ; elle était remplie d'un muco-pus qui contenait une quantité vraiment colossale de bacilles de la tuberculose.

**Tuberculose généralisée du péritoine. — Tuberculose ancienne de la trompe et de la cavité du corps utérin. — Tuberculose récente du poumon.**

La nommée Lemaire, âgée de 78 ans, entre le 30 avril à l'infirmerie de l'hospice d'Ivry, au n° 37 de la salle Duplay.

Cette malade, cachectique, amaigrie, gâteuse, répond très difficilement aux questions qu'on lui pose, si bien qu'il est à peu près impossible d'avoir des renseignements sur ses antécédents. Pendant les dix jours qu'elle reste dans le service, elle a eu de la fièvre avec des exacerbations le soir, la température variant de 38 degrés et demi à 39 degrés et demi et même 40 degrés. Elle meurt le 8 mai.

Autopsie faite le 9 mai.

Le péritoine est le siège d'une éruption extrêmement abondante de granulations d'un jaune rosé, nullement caséeuses, sans grande rétraction de l'épiploon et du mésentère, sans adhérences des anses intestinales, sans épanchement d'aucune sorte dans la cavité péritonéale.

Cette éruption est plus abondante du côté du petit bassin que partout ailleurs, et les organes contenus dans cette cavité sont soudés les uns aux autres, ce qui oblige à les enlever ensemble. Les adhérences qui unissent ces organes sont filamenteuses, assez faciles à déchirer et criblées de granulations. En arrière de la vessie, dont la muqueuse est tout à fait saine, on tombe sur une cavité du volume d'une petite orange ; cette cavité est remplie par un liquide glaireux, jaune verdâtre, contenant de très nombreux grumeaux tout à fait jaunes. Une fois le liquide enlevé, on voit qu'elle est tapissée à sa face interne par une fausse membrane jaune pulpeuse, très analogue à celle qui tapisse la surface des cavernes pulmonaires. Cette cavité est bien évidemment la cavité utérine. La paroi qui la limite n'est autre que la paroi du corps de l'utérus très amincie (1 à 2 millimètres d'épaisseur). Elle contient sur un point un myome interstitiel d'aspect très caractéristique, du volume d'une petite amande. L'utérus ainsi distendu est devenu globuleux, son bord supérieur s'est arrondi. Il donne insertion de chaque côté à deux cordons du volume d'une plume d'oie qui sont manifestement les trompes ; à sa partie inférieure on trouve le col, dont les dimensions sont normales et la cavité remplie de mucus. La muqueuse du col est saine, son orifice interne est complètement atrésié et sa cavité de l'utérus ne communique pas avec la sienne.

Le vagin est sain.

Le cordon qui représente la trompe gauche renferme de la matière jaune dans son intérieur et aboutit à un ovaire kystique enserré de tous côtés par les néo-membranes filamenteuses. Les kystes de cet ovaire sont remplis de liquide clair, leurs parois sont minces et parfaitement lisses.

La trompe droite est beaucoup plus volumineuse que la gauche ; elle est bosselée, contient des masses jaunes dans sa paroi et dans sa cavité élargie ; elle aboutit à un corps ovalaire du volume d'un œuf de pigeon, dans lequel une section longitudinale montre des cavités, les unes semblables à celles qui se rencontrent dans l'ovaire gauche, les autres renfermant un magma jaune caséeux et dont les parois, devenues très épaisses, sont constituées par cette même matière jaune infiltrée. Le foie, la rate, le rein ne renferment pas de granulations et ne présentent aucune particularité à relever.

Le lobe supérieur du poumon droit est complètement solidifié et ferme, de couleur grise, parsemé de gros nodules jaunes ; tout à fait au sommet, une ou deux excavations anfractueuses peu volumineuses. La lésion empiète un peu sur le lobe moyen, puis s'atténue et disparaît vers la base.

Le sommet du poumon gauche renferme deux ou trois gros nodules de pneumonie ardoisée parsemés de granulations disposées sous forme d'autorisation. Pas d'épanchement pleural.

L'examen histologique et bactériologique du muco-pus contenu dans l'utérus a montré une quantité énorme de bacilles de la tuberculose. Il y en avait de 10 à 20 dans chaque champ du microscope à 400 diamètres. Ces bacilles étaient souvent en amas et un peu granuleux, comme on les rencontre dans certains spécimens de crachats.

Il résulte des faits que nous venons de rapporter que la tuberculose des organes génitaux de la femme a presque toujours été une trouvaille d'autopsie, ou une découverte inattendue après l'ablation chirurgicale des parties malades. Cependant on a un signe clinique assez caractéristique dans l'aspect de la sécrétion muqueuse, épaisse, caillebottée, avec des grumeaux opaques et caséeux. C'est dans ces grumeaux jaunâtres qu'on doit trouver les bacilles de la tuberculose, découverte qui serait suffisante pour assurer le diagnostic si l'on en rencontrait. Si dans ces sécrétions grumuleuses on ne voyait pas de bacilles, il faudrait, pour s'assurer de leur présence ou de leur absence, ensemencer ce liquide sur un tube de gélose glycérinée et de plus l'inoculer dans la cavité péritonéale de cobayes. On aurait ainsi tous les documents nécessaires pour la diagnose. A l'examen méthodique du mucus sécrété, à l'expérimentation et à la culture sur gélose glycérinée, il faudrait joindre, pour compléter le diagnostic, l'examen direct de la muqueuse après la dilatation du col.

### Tuberculose expérimentale de l'utérus.

Dans l'observation de tuberculose du col de l'utérus enlevé par M. Péan, et relatée plus haut, nous avions constaté le siège superficiel des granulations tuberculeuses, des follicules et cellules géantes dans les villosités du col et tout à fait à la surface de la muqueuse au niveau des glandes, au-dessous de l'épithélium de revêtement. Il est certain que le siège n'eût pas été différent si la tuberculose était venue d'une infection par les voies génitales, par l'intermédiaire du mucus vaginal.

Pour établir la possibilité de la transmission de la tuberculose par le contact des bacilles avec la muqueuse génitale, nous avons pratiqué, M. Dobroklonsky et moi, une série d'expériences d'inoculation sur le cobaye. Je me suis servi d'une pipette de verre assez mince à son extrémité, mais ayant néanmoins un bout canaliculé assez épais pour qu'elle ne se brise pas facilement. L'extrémité ouverte, terminée en pointe, avait été émoussée soigneusement afin qu'elle ne pût pas éroder ou blesser la muqueuse. Nous avons aspiré avec la pipette environ 1/4 de centimètre cube d'une culture dans le bouillon de bacilles de la tuberculose. Nous avons injecté le contenu du tube en partie dans l'urètre, en partie dans le vagin de plusieurs cobayes femelles. Celles à qui nous l'avions injecté dans l'urètre et la vessie à l'aide de la pipette ne tardaient pas à uriner, en sorte que vraisemblablement il ne restait point de bacilles dans la vessie et l'urètre, mais il en a séjourné assurément quelques-uns dans le vagin. A plusieurs de ces cobayes, nous avions fait

en même temps déglutir quelques gouttes de la même culture
en plaçant le tube qui la contenait à la base de la langue.
Nous avons sacrifié ces animaux successivement à partir du
sixième jour après l'inoculation jusqu'au trente-deuxième
jour, à des intervalles réguliers, afin de suivre le processus
de l'infection. Il était assurément entré peu de bacilles dans
le vagin et encore moins dans l'utérus, et cependant toutes
les femelles de cobayes soumises à l'expérience ont montré
des lésions tuberculeuses plus ou moins avancées, mais
bien manifestes. M. Dobroklonsky a pratiqué sur chaque
utérus des quantités de coupes qui ont été colorées de façon
à étudier l'histologie des lésions et en même temps les bacilles de la tuberculose (1).

Dans les premiers jours, ce qu'on constate dans la première autopsie faite six jours après l'inoculation, on trouve
simplement un catarrhe très prononcé du col utérin. Sur les
coupes transversales du col, les villosités, plicatures et enfoncements de la surface de la muqueuse présentent superficiel-
lement et entre elles du mucus contenant une grande quantité de cellules rondes ou leucocythes épanchés dans la
cavité du col avec du mucus. Parmi ces cellules, il en est de
volumineuses, sphériques, en dégénérescence muqueuse.
Toutes les cellules de revêtement de la muqueuse, qui sont
en place, sont en dégénérescence muqueuse, de même que
les cellules des glandes en tube. Au milieu des cellules libres
dans la cavité utérine ou entre elles, dans certains amas de
ces cellules, on découvre parfois, non sans avoir bien cherché, un ou deux ou un plus grand nombre de bacilles de
la tuberculose tout à fait caractéristiques, colorés en rouge
par la fuchsine anilinisée et ayant résisté à l'acide chlorhy-
drique au tiers. La même lésion, catarrhe déterminé par
les bacilles, existait dans la seconde semaine; M. Dobroklonsky m'a même montré quelques bacilles siégeant au-
dessous de l'épithélium cylindrique de revêtement, dans
le tissu conjonctif de la surface de la muqueuse. Ces
bacilles n'avaient nullement désintégré l'épithélium qui

(1) M. Dobroklonsky a communiqué les premiers résultats obtenus au
congrès de la tuberculose (25 juillet 1888).

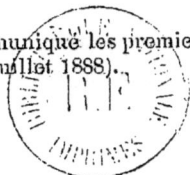

7

était partout parfaitement en place, muqueux, comme il est dit précédemment.

Déjà, vers le quinzième jour, on assiste au début de la formation de petits follicules tuberculeux microscopiques qui se montrent au sommet des plis et villosités, immédiatement sous l'épithélium cylindrique parfaitement conservé et en place. On voit alors de petits îlots formés par l'accumulation de cellules rondes dans le tissu conjonctif. Plusieurs fois nous avons constaté la présence de bacilles caractéristiques au milieu de ces cellules. Nous avons cherché vainement des figures de karyokinèse dans ces follicules tout à fait à leur origine.

Trente-deux jours après l'inoculation, les tubercules sont très faciles à voir au microscope, car ils sont trop petits

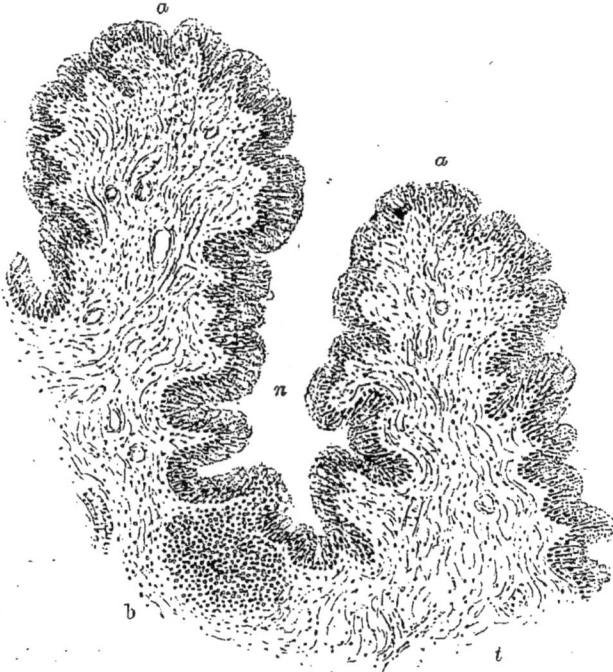

FIGURE 22. — Tubercule expérimental du col de l'utérus chez un cobaye : *a*, *a*, deux saillies de l'arbre de vie. Au fond de la dépression *n* qui les sépare, on voit un tubercule *t* situé dans le tissu conjonctif, au-dessous de l'épithélium. Grossissement de 30 diamètres.

pour être constatés à l'œil nu, bien qu'ils soient assez nombreux dans les diverses couches du col utérin et dans le tissu conjonctif périphérique.

Les deux dessins faits à la chambre claire que nous reproduisons ici se rapportent à un col utérin recueilli trente-deux jours après l'inoculation.

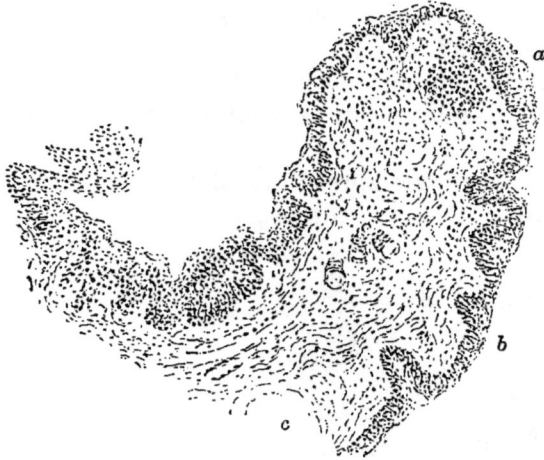

FIGURE 23. — En *a*, au sommet d'une saillie de l'arbre de vie, on voit, sous l'épithélium, une accumulation de petites cellules qui constitue un tubercule à son début. Grossissement de 20 diamètres.

L'un d'eux offre une petite granulation développée au sommet d'un pli, l'autre une granulation développée au fond d'une dépression. Tous les deux siègent immédiatement sous un épithélium parfaitement conservé. On reconnaît sur la coupe de l'un d'eux des sections de capillaires qui sont entourées de cellules rondes. Les cellules rondes, migratrices, épanchées entre les éléments du tissu conjonctif, ont de la tendance à s'infiltrer entre les cellules épithéliales et on en voit quelques-unes situées dans la couche de revêtement épithélial. Il n'y avait pas, dans ces granulations, de cellules géantes proprement dites possédant plusieurs noyaux, mais seulement quelques cellules un peu plus grosses que les leucocytes, cellules épithélioïdes. Dans cet utérus examiné un mois après le début de l'expérience, les follicules tuberculeux n'étaient plus uniquement superficiels comme dans les premières semaines ; ils avaient franchi les couches de la muqueuse et on en voyait quelques-uns dans le tissu musculaire du col, au milieu des faisceaux ; un plus grand nombre de granulations existait dans le tissu conjonctif intermédiaire entre la vessie et l'utérus. Le tissu conjonctif lâche en était par places infiltré.

Nous ne croyons pas que cette éruption de granulations du tissu cellulaire vésico-utérin soit venue par la vessie, bien que nous ayons introduit aussi des bacilles dans la vessie. La muqueuse de la vessie était en effet intacte et nous n'y avons pas vu de granulations. Il est vraisemblable que la vessie et l'urètre se sont débarrassés très rapidement des bacilles que nous y avions introduits et qu'ils ont été évacués avec l'urine.

Chez ces mêmes cobayes, nous avions introduit dans les voies digestives quelques gouttes de culture de bacilles et M. Dobroklonsky a vu aussi, par l'examen histologique et microbiologique des coupes de l'intestin, des granulations développées à la surface de la muqueuse, dans les villosités et les follicules clos. Nous ne croyons pas qu'on puisse attribuer la tuberculose locale du col de l'utérus à une généralisation de la tuberculose intestinale. Mais, néanmoins, il sera bon de répéter les mêmes expériences sur le vagin seul, sans toucher à la muqueuse intestinale.

Quoi qu'il en soit, nous n'hésitons pas à conclure que *la tuberculose utérine se manifeste chez le cobaye à la suite de l'introduction de bacilles dans le vagin sans qu'il y ait eu de traumatisme ni de solution de continuité de la muqueuse.*

La muqueuse utérine est à ce point de vue aussi sensible que celle de l'intestin au contact des bacilles de la tuberculose. Ce fait s'explique par sa structure même : comme celle de l'intestin, elle est en effet recouverte d'une seule couche de cellules épithéliales cylindriques qui sont facilement vulnérables, qui opposent peu de résistance à la pénétration des liquides et des corps étrangers très minces comme le sont ces microbes.

*Les bacilles pénètrent et les follicules tuberculeux se manifestent dans le tissu conjonctif, au-dessous de l'épithélium, sans que celui-ci soit tombé.*

C'est le même développement que dans la muqueuse de l'intestin.

La muqueuse vaginale et la muqueuse vésicale, la première surtout, possédant des couches imbriquées de cellules épithéliales pavimenteuses, doivent offrir une beaucoup plus grande résistance à la pénétration des bacilles. Aussi, la muqueuse de l'utérus est elle, de toutes les voies génitales de l'homme et de la femme, celle qui serait la plus vulnérable aux microbes de la tuberculose.

# SUR LES SALPINGITES

ESSIEURS je vous entretiendrai aujourd'hui d'une affection qui est bien étudiée, surtout depuis quelques années, depuis que les cliniciens ont appris à la reconnaître et que les chirurgiens ont osé lui appliquer leurs méthodes de traitement. Je veux parler de l'inflammation des trompes, qu'on désigne sous le nom de salpingite. Comme je l'ai déjà fait jusqu'ici, je vous rappellerai d'abord la constitution des trompes à l'état normal, et cette étude vous permettra de voir les changements profonds de forme et de structure que l'inflammation leur imprime.

Les trompes utérines ou de Fallope, que l'on appelle aussi oviductes, sont deux conduits destinés à transporter l'ovule dans la cavité utérine. Elles sont situées dans l'aileron moyen des ligaments larges, entre le ligament rond situé au-devant d'elles, et le ligament de l'ovaire, situé en arrière. Leur largeur est de 12 centimètres en moyenne. Leur forme varie suivant le point où on les considère. Rectilignes et cylindriques au moment où elles s'insèrent aux angles supérieurs de l'utérus, elles se portent transversalement en dehors; puis deviennent sinueuses, contournées à leur partie moyenne; enfin elles augmentent progressivement de volume, se recourbent en dedans et un peu en arrière pour se terminer par une partie évasée qu'on appelle le pavillon. De la sorte on peut les diviser, au point de vue descriptif, en trois portions distinctes : une interne rectiligne, une moyenne sinueuse, une externe large et évasée. Dans la concavité que forment les deux dernières portions se trouve situé l'ovaire.

Au point de vue histologique, les trompes sont formées par trois tuniques superposées : une séreuse, une musculeuse et une muqueuse. La séreuse est représentée par le péritoine qui n'enveloppe que les trois quarts de la trompe, lui formant d'ordinaire un petit méso. La musculeuse comprend deux couches, l'une superficielle à fibres longitudinales, l'autre profonde à fibres circulaires. La distinction de ces deux couches est sur quelques points assez difficile à faire, et l'on ne voit autre chose que des faisceaux de fibres diversement entremêlées. La muqueuse est remarquable par les plis longitudinaux qu'elle présente, de sorte que, sur une coupe transversale, la cavité de la trompe offre un aspect étoilé. Ces plis deviennent plus nombreux à la partie moyenne de la trompe, et de plus ils se couvrent de petites lames secondaires et villosités qui en hérissent la surface et leur donnent l'aspect de petites végétations arborescentes. Toute la surface de la muqueuse, les plis qu'elle offre, ainsi que les lamelles secondaires, sont tapissés par une couche d'épithélium cylindrique à cils vibratiles.

La cavité de la trompe, très étroite dans la première partie, depuis la corne utérine, au point d'admettre seulement une soie de sanglier, s'élargit dans ses deux portions externes. Le calibre se rétrécit de nouveau à son ouverture au centre du pavillon. Mais, sous l'influence de la rétention des liquides qu'elle sécrète ou de l'inflammation, le calibre peut s'agrandir, et, dans quelques cas rares, devenir énorme. De plus, dans l'inflammation, les végétations prennent un volume exagéré; elles se développent sous forme de replis mous, comme tremblottants qui oblitèrent la cavité de la trompe. Des bourgeons partent de la paroi, s'anastomosent en arcades, soit entre eux, soit avec les replis hypertrophiés de la muqueuse. L'épithélium de revêtement perd ses cils vibratiles, et de nombreuses cellules rondes se voient dans les tissus ainsi modifiés par l'inflammation.

L'inflammation des trompes était autrefois mal connue, non seulement quant à l'anatomie pathologique, mais même par ses caractères cliniques. Aran, dans ses « Leçons cliniques des maladies de l'utérus », Bernutz et Goupil, dans leur « Clinique médicale des maladies des femmes », ont rapporté des observations touchant l'inflammation des trompes et ont indiqué quelques caractères propres à la faire reconnaître. Robin a examiné le liquide d'apparence puriforme qu'on trouve parfois à l'autopsie dans la cavité de la trompe, et il y a trouvé un grand nombre de cellules cylindriques, rarement des globules du pus. Vulpian a fait la même constatation dans un cas de salpingite. C'est seulement dans ces dernières années, quand on a pu examiner des pièces fraîchement enlevées, qu'on a étudié non seulement le produit de la sécrétion morbide des trompes, mais aussi leur paroi, et qu'on a pu esquisser l'anatomie pathologique des salpingites. C'est sur des pièces enlevées par divers chirurgiens des hôpitaux, MM. Péan, Terrillon, Pozzi, Routier, Bouilly, Horteloup, et envoyées à mon laboratoire, que j'ai étudié les lésions inflammatoires des trompes.

Suivant la nature de l'exsudat pathologique qui remplit la cavité de la trompe, et suivant la cause de la maladie, on peut établir cinq variétés principales de salpingites : 1° l'hydrosalpinx ou épanchement liquide dans la cavité de la trompe; 2° la salpingite catarrhale végétante; 3° la pyosalpingite (pyosalpinx), dont la salpingite blennorrhagique est une variété; 4° l'hémato-salpingite, (hémato-salpinx) ou épanchement sanguin dans la cavité de la trompe; 5° la salpingite tuberculeuse.

1° *Hydrosalpinx*. — La trompe est plus ou moins dilatée par l'épanchement dans sa cavité d'un liquide clair, transparent, aqueux; elle a une forme variable, renflée à son centre ou à son extrémité, ovoïde ou sinueuse, un volume variable entre le doigt, celui d'un intestin grêle ou davantage, car elle arrive exceptionnellement, il est vrai, au volume de la tête d'un fœtus. Les parois sont généralement amincies. Cette hydropisie de la trompe est liée à une oblitération antérieure des orifices externe et interne de la trompe. Il suffit de fausses membranes tendant à s'organiser ou d'une inflammation légère du pavillon dans laquelle une des franges se fixe dans une situation anormale et se place par exemple au-devant de l'orifice externe, pour que celui-ci soit oblitéré. L'orifice interne de la trompe se bouche très facilement aussi par suite de son étroitesse même lorsque la muqueuse qui le tapisse est enflammée et épaissie consécutivement à une métrite. Lorsque les deux orifices de la trompe sont obturés, la sécrétion dont sa muqueuse est le siège s'accumule dans son intérieur et la distend d'où l'hydrosalpinx ou hydropisie de la trompe. Les mêmes effets seront observés à la suite de l'oblitération des orifices de la trompe par une compression extérieure dans les tumeurs de l'utérus ou des ovaires. La quantité du liquide qui se produit alors est en rapport avec la congestion plus ou moins intense des organes du petit bassin et l'augmentation de la pression sanguine dans les veines utéro-ovariennes.

La trompe ainsi remplie de liquide peut se vider à un moment donné lorsque son orifice utérin se désobstrue et le liquide est alors rejeté par l'utérus et la voie vaginale. Elle peut même se crever sous l'influence d'un traumatisme ou d'un effort et le liquide qu'elle contient s'épanchera dans le ventre. Au lieu d'une dilatation totale, on peut observer une dilatation partielle de la trompe lorsque son conduit est cloisonné où même plusieurs poches ne communiquant pas les unes avec les autres.

Le liquide de l'hydropisie de la trompe contient très peu de cellules; ce sont des cellules lymphatiques ou des cellules épithéliales devenues muqueuses.

La paroi de la trompe présente des modifications variables suivant le degré de la dilatation et suivant son ancienneté. Lorsqu'elle est moyennement dilatée et depuis peu de temps, on rencontre encore, à sa face interne, des villosités et un épithélium cylindrique se rapprochant de son revêtement normal. Mais lorsque la dilatation et ancienne, lorsqu'elle est portée à un degré élevé, on ne trouve plus trace de plis ou de végétation à la surface interne de la trompe et il est même impossible dans certains cas de démontrer l'existence d'un revêtement épithélial à sa surface.

2° *Salpingite catarrhale végétante.* — Dans la variété *catarrhale*, la trompe est augmentée de volume; elle acquiert celui du petit doigt ou du pouce, rarement plus; son trajet est généralement sinueux, bosselé; il existe presque toujours des adhérences entre la trompe, l'ovaire et l'utérus. A l'ouverture de la cavité abdominale, on voit les organes unis par des adhérences plus ou moins anciennes, formées de tissu conjonctif adulte, parcourues par des vaisseaux sanguins. Le pavillon de la trompe est tantôt bien visible, avec ses franges congestionnées et hypertrophiées ; tantôt ces franges sont aplaties sur l'ovaire et confondues avec les fausses membranes celluleuses superficielles qui recouvrent à la fois l'ovaire et la trompe. L'ovaire, sous ces fausses membranes, présente généralement le relief des follicules de Graef, plus ou moins volumineux, à divers états de développement et des kystes hémorragiques ou des corps jaunes volumineux.

L'ovulation ne se fait plus ou se fait très irrégulièrement, sans déhiscence ni chute normales de l'ovule dans la trompe, le pavillon n'étant plus appliqué régulièrement sur l'ovaire, l'oviducte étant oblitéré à ce niveau. On constate dans l'ovaire la présence de corps jaunes volumineux, semblables à ceux de la grossesse, bien qu'il n'y ait pas eu de grossesse depuis plusieurs années.

La masse constituée par l'ovaire et la trompe est fixée tantôt le long des bords latéraux de l'utérus, tantôt sur un point du petit bassin, souvent au niveau du cul-de-sac de Douglas.

La surface de la trompe est grise ou gris rosé, plus ou moins congestionnée. Lorsque, aussitôt après son ablation, on en pratique une section longitudinale, on constate un épaississement notable de sa paroi fibro-musculaire et de sa muqueuse. Celle-ci est grise, mollasse ; la cavité de la trompe est accrue et elle est comblée par des végétations irrégulières, grises, tomenteuses, molles, visibles à l'œil nu surtout lorsqu'on les déplace avec la pointe du scalpel ou lorsqu'on examine l'organe sous de l'eau claire, dans un cristallisoir.

Ces lésions peuvent être compliquées d'hémorrhagie à l'intérieur de la trompe.

La muqueuse de la trompe est épaissie, villeuse ; la cavité tubaire est remplie d'un liquide muqueux, quelquefois trouble, mais jamais purulent. La paroi musculo-fibreuse de l'organe est augmentée d'épaisseur.

Les lésions histologiques sont peu prononcées. La cavité de la trompe est tapissée de végétations plus épaisses, plus ramifiées, plus vascularisées qu'à l'état normal. Mais la preuve que les lésions sont peu profondes, c'est que les cellules de revêtement conservent en général leurs cils vibratiles, et que le liquide exsudé contient presque exclusivement des cellules cylindriques, normales ou en dégénérescence muqueuse. Les globules blancs migrateurs ne s'y rencontrant qu'exceptionnellement.

Sur les coupes transversales de la trompe, on constate, à un faible grossissement (fig. 25), le développement considérable des plicatures et des villosités qui les surmontent; on trouve souvent des plis qui s'avancent jusqu'au milieu de

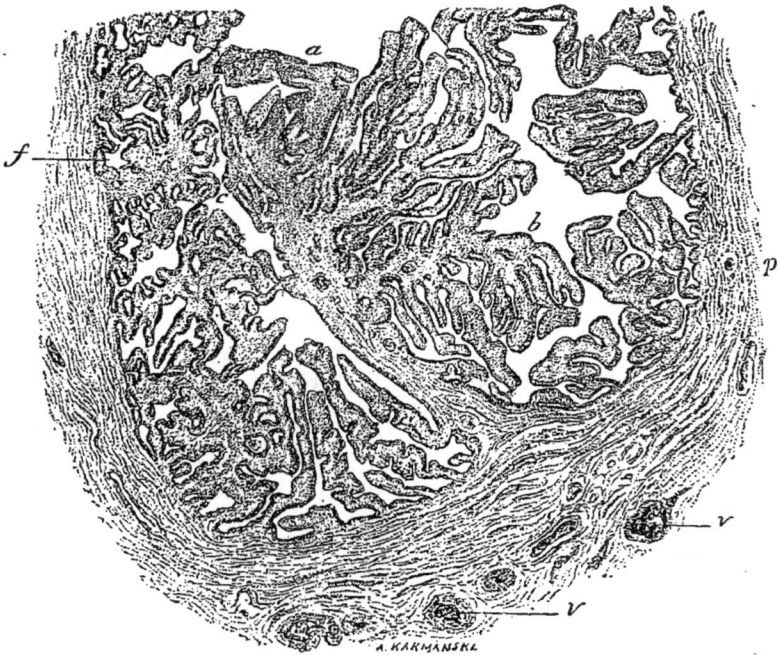

Fig. 25. — Coupe transversale de la trompe, à sa partie moyenne, dans un cas de salpingite catarrhale végétante. Grossissement de 10 diamètres.

a, b, végétations papillomateuses parties d'une cloison fibro-vasculaire épaisse qui s'avance de la paroi jusqu'au milieu de la cavité de la trompe. Les villosités et plis pariétaux s'anastomosent souvent entre eux en bordant des cavités pseudo-glandulaires f.

p, paroi fibro-musculaire de la trompe ; v, v, vaisseaux.

la cavité ou qui même s'anastomosent avec des plis venus d'un point opposé de la paroi, de façon à constituer des cloisons plus ou moins complètes de la trompe.

Les végétations plus petites, ramifiées de la façon la plus irrégulière, qui partent de la paroi, s'unissent souvent à leur extrémité libre de façon à constituer des arcades, des arches qui limitent des espaces tubulés ou ramifiés *f* (fig. 25) qui ressemblent à des glandes en tube. Toutes ces végétations, en effet, étant couvertes d'un épithélium cylindrique, les espaces et fentes qui les séparent semblent être au premier abord des cavités glandulaires avec un revêtement de ce même épithélium cylindrique disposé en une simple couche.

Ces végétations revêtent les formes les plus variées ainsi qu'on peut s'en assurer dans la figure précédente. Elles se terminent souvent par une extrémité renflée en massue ; d'autres montrent à leur sommet comme une grappe de verrucosités ayant une base commune ; certaines sont plus épaisses que les autres et comme œdématiées.

La charpente de toutes ces excroissances implantées sur la paroi de la trompe ou sur des bourgeons principaux est toujours constituée par des faisceaux de tissu conjonctif servant de soutien à des vaisseaux capillaires. Les cellules du tissu conjonctif y sont peu nombreuses et généralement aplaties. Il existe très peu de cellules migratrices dans ce tissu conjonctif.

La section de la paroi fibro-musculaire de la trompe montre qu'elle n'est pas très notablement épaissie, mais cependant, comme l'organe tout entier est dilaté, la paroi devrait être amincie si elle n'avait pas en réalité subi un accroissement d'épaisseur. De plus, le tissu conjonctif souspéritonéal de ce conduit est plus épais partout qu'à l'état physiologique.

Nous avons comparé ces résultats avec ceux obtenus dans les examens histologiques de M. le D$^r$ E.-G. Orthmann (1) qui sont basés sur vingt-cinq faits d'extirpation des annexes de l'utérus par la laparotomie dans le service du

(1) Beiträge zur normalen Histologie und zur Pathologie des Tubens (*Virchow's Archiv*, t. CVIII, 1$^{er}$ fasc., 4 avril 1887).

Dr A. Martin, à Berlin. Orthmann décrit également la fusion de certains plis et des végétations transformant ainsi des espaces libres en des cavités closes tapissées de cellules épithéliales et ressemblant à des glandes. Il a observé aussi, dans cette forme de salpingite catarrhale, un aplatissement par compression des cellules épithéliales au sommet des végétations au contact les unes des autres. Je n'ai constaté moi-même cet aplatissement des cellules cylindriques que dans les salpingites purulentes.

3o *Salpingite purulente* (pyosalpinx). — Il existe deux formes de salpingite purulente, l'une, souvent grave, qui succède aux métrites et aux accidents post-puerpéraux. Elle débute alors avec la série des accidents locaux et généraxx de la pelvi-péritonite. La seconde forme est en relation avec la blennorrhagie chez la femme.

La première forme est évidemment due à la propagation dans les trompes d'une inflammation intense, souvent pseudo-membraneuse et gangréneuse de la muqueuse utérine, causée elle-même par la présence de microbes du pus ou de la septicémie, le plus ordinairement le streptococcus pyogènes. L'inflammation des annexes consécutive à la métrite s'accuse par les lymphangites ou phlébites, par l'œdème inflammatoire des ligaments larges en même temps que par la suppuration de la muqueuse de la trompe. Lorsque le processus est récent et que la malade succombe, on trouve souvent des fausses membranes fibrineuses ou organisées qui unissent la trompe et l'ovaire et des déplacements de ces organes situés au milieu d'un ligament large infiltré de sérosité œdémateuse ou puriforme. Le péritoine du petit bassin présente aussi des fausses membranes fibrineuses plus ou moins épaisses infiltrées de pus. Il existe en un mot une pelvi-péritonite aiguë, puriforme, dont la salpingite est une des causes essentielles.

L'ovaire, lorsqu'il a été isolé sous les adhérences, montre habituellement des follicules de Graaf plus ou moins développés remplis de pus.

Lorsque cette pyo-salpingite a évolué plus lentement, en s'accompagnant d'adhérences fibreuses organisées qui recouvrent l'ovaire et d'un pelvi-péritonite moins intense, mais souvent à répétition, les malades survivent. Mais elles se rétablissent lentement, en présentant souvent des rechutes qui sans mettre la vie en danger, les conduisent à l'immobilisation, au séjour au lit, et à des souffrances qui durent plusieurs années, indéfiniment quelquefois. Les malades présentent alors une tumeur unie ou bilatérale des annexes de l'utérus accessible au toucher vaginal combiné avec la palpation abdominale et permettant d'apprécier le siège et l'étendue des lésions. C'est le plus souvent après une ou plusieurs années de souffrance qu'elles se décident à l'opération.

Nous avons eu à notre disposition une série de pièces enlevées ainsi par MM. Terrillon, Péan, Pozzi, Routier, Bouilly, etc.

A l'examen des trompes on constate que ces lésions sont beaucoup plus intenses et plus graves que dans la salpingite catarrhale. Leur volume est plus considérable, elles sont bosselées ; le plus ordinairement la lésion est bilatérale ou bien on observe une salpingite purulente d'un côté et une salpingite catarrhale de l'autre côté.

A l'ouverture de la trompe, on voit s'échapper une certaine quantité de pus, 2 ou 3 grammes d'ordinaire. Il est en général épais, bien lié, verdâtre, comme le pus du phlegmon, parfois on le rencontre plus séreux, offrant les caractères du muco-pus : c'est quand le processus de la salpingite catarrhale se joint à celui de la pyo-salpingite. Le pus, examiné au microscope, offre des cellules cylindriques et des globules blancs en quantité relative variable. C'est ainsi qu'on trouvera à peine 1 globule de pus pour 20 ou 30 cellules cylindriques, ce qui confirme les examens déjà anciens de Robin et de Vulpian. D'autres fois le nombre des corpuscules lymphatiques sera plus considérable que celui des cellules épithéliales. Nous avons donc affaire à une inflammation caractérisée par une chute, une desquammation épithéliale en même temps que par une diapédèse abondante de globules blancs. Les cellules épithéliales ainsi desquammées sont parfois mortifiées ; leur noyau ne se colore plus sous l'influence du picro-carmin. Il en est de même des globules blancs qui présentent souvent une dégénérescence graisseuse et hyaline. Les préparations histologiques représentant des sections transversales de la trompe ainsi altérée montrent les plis de la muqueuse très épaissis; et des bourgeons et végétations presque tous anastomosés les uns avec les autres. Ils peuvent acquérir deux, trois et même quatre fois leur volume normal et leur nombre est considérablement accru. Les petites lamelles ou végétations secondaires implantées sur les plis principaux sont également augmentées de volume; on peut s'en assurer sur la figure 26 dessinée au même grossissement que la précédente. Presque tous les bourgeons secondaires unis pas leurs extrémités laissent

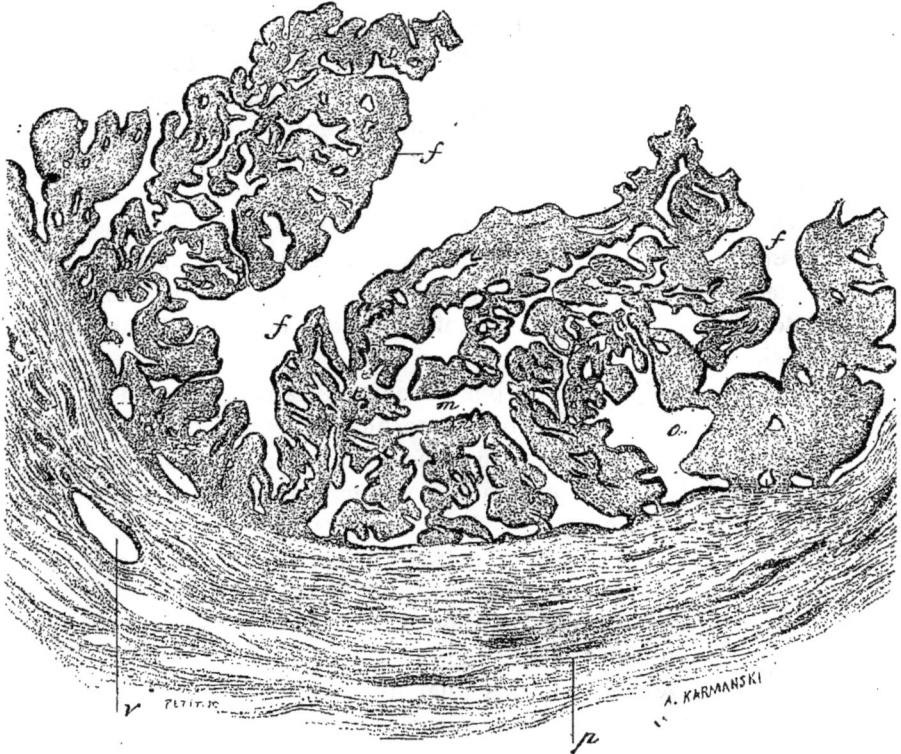

Fig. 26. — Coupe de la trompe dans un cas de salpingite purulente (grossissement de 12 diamètres) *f*, *f*, *f*, végétations épaisses anastomosées pour la plupart les unes avec les autres et laissant entre elles des espaces étroits pseudo-glandulaires; *p*, paroi de la trompe; *v*, vaisseau.

entre eux des fentes ou cavités irrégulières qui ressemblent
à des cavités glandulaires; cet épaississement est dû à
l'abondance des cellules migratrices qui se sont infiltrées,
dans les mailles de leur tissu conjonctif. Le microscope
révèle en effet, a un grossissement de 100 à 200 diamètres,
la présence d'une multitude de cellules rondes au-dessous
de l'épithélium de revêtement et dans toute la charpente
des végétations. Les cellules cylindriques de la muqueuse
conservent dans quelques cas leurs cils vibratiles; mais
d'ordinaire les cils sont tombés ou déformés, peu visibles
ou remplacés par des gouttelettes de mucus. Ces cellules
offrent des lésions particulières vers la partie libre, au sommet des végétations; là, en effet, on les voit s'aplatir, devenir cubiques ou même tout à fait plates; souvent elles sont
mortifiées. On ne trouve nettement la forme cylindrique
que dans les replis de la muqueuse, dans les enfoncements
qui séparent les végétations. Ces plis et fentes sont tapissés
d'épithélium cylindrique bas ce qui les fait ressembler à des
segments de glandes.

Il existait très peu de figures de karokinèse dans les cellules épithéliales formant le revêtement des bourgeons soit
dans la salpingite catarrhale, soit dans la pyo-salpingite, ce
qui doit être expliqué par l'ancienneté et l'état chronique
des lésions.

Dans la pyosalpingite, le pus s'accumule dans la cavité de
l'oviducte parce que son orifice externe est toujours oblitéré
par des fausses membranes fibreuses en même temps que
son orifice interne est le plus souvent fermé par l'épaississe
sement de la muqueuse.

La paroi de la trompe, examinée sur des coupes, montre
une infiltration de son tissu conjonctif par une grande
quantité de cellules rondes migratrices, et ses vaisseaux
sont volumineux et dilatés.

Lorsque la lésion est plus ancienne et plus intense, la
cavité de la trompe étant remplie par un pus épais, les végétations primitivement isolées se réunissent d'une façon
presque complète et constituent un tissu embryonnaire qui
paraît au premier abord homogène. Il en résulte qu'on a
affaire à une couche de tissu nouveau qui double la paroi

8

de la trompe et rétrécit son calibre. C'est ce qui est représenté dans la figure 27.

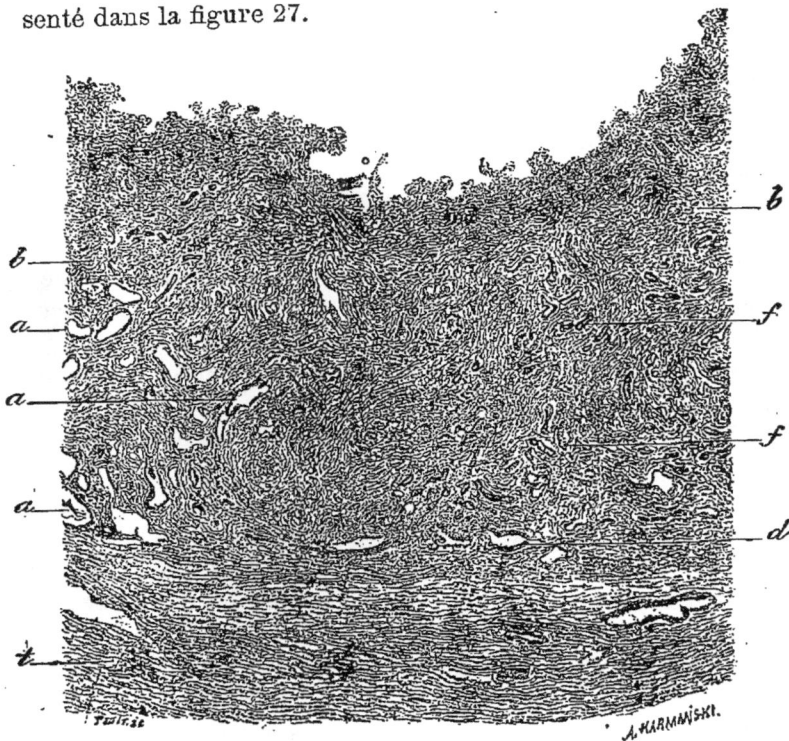

FIG. 27. — Coupe de la trompe dans la salpingite purulente (grossissement de 12 diamètres. t, tissu conjonctif de la paroi; v, vaisseau. Au-dessus du tissu conjonctif il existe une couche épaisse d'un tissu embryonnaire b, b, parsemé de cavités a, a, a, tapissées de cellules épithéliales et de fentes plus étroites f, f, f, contenant également des cellules épithéliales; d, cavités de même nature rapprochées de la paroi.

Ce tissu nouveau est limité à sa surface, du côté de la cavité de la trompe, par des irrégularités, par de légères saillies comme papillaires au niveau desquelles il est évidemment peu vivant ou mortifié. Là, les cellules épithéliales n'existent plus et on a affaire à un tissu embryonnaire ou de bourgeons charnus en rapport direct avec le pus collecté au centre de la cavité de l'oviducte. Au milieu de ce tissu embryonnaire on voit déjà, à un faible grossissement, des cavités a, a et des fentes f, f, qui ressemblent tout à fait à des sections de glandes d'un calibre plus ou moins considérable.

Celles représentées en *f, f* sont très étroites et allongées. Lorsqu'on les examine avec un plus fort grossissement, on constate que ces cavités et fentes sont tapissées par une couche de cellules cylindriques basses ou cubiques. Les plus grandes contiennent des cellules détachées et muqueuses, se colorant en jaune par le picro-carmin et ne possédant plus de noyaux vivants.

La surface interne de la trompe ainsi modifiée peut être le siège d'ulcération, de destruction moléculaire.

On peut trouver dans une trompe une cavité cloisonnée pleine de pus bien lié et dont la paroi présente les caractères histologiques précédents, tandis que dans le reste de son trajet la muqueuse est simplement atteinte de salpingite catarrhale.

En résumé, la salpingite purulente offre comme caractères principaux : la formation d'un pus épais, souvent pauvre en globules blancs, riche au contraire en cellules cylindriques desquammées, des lésions de l'épithélium cylindrique qui s'aplatit vers le sommet des végétations ; enfin l'hypertrophie du tissu conjonctif produite par l'infiltration d'éléments nouveaux.

Par suite du grand nombre des cellules migratrices vivant au milieu de ce tissu conjonctif, on voit se produire, à la place de bourgeons isolés, une couche épaisse de tissu embryonnaire parcouru par des fentes tapissées encore de cellules cylindriques.

Les lésions de la pyo-salpingite varient suivant un grand nombre de circonstances, et l'on peut dire que dans chaque cas il existe des dispositions particulières. Dans un fait observé par Routier et Horteloup, malgré des phénomènes inflammatoires anciens, la communication entre la trompe et l'utérus avait persisté. De temps en temps, le pus se vidait dans l'utérus, était évacué, et la malade éprouvait un soulagement considérable.

M. Lucas-Championnière a présenté cette année, à la Société anatomique deux trompes d'un volume vraiment colossal, puisque chacune d'elles contenait environ 1200 grammes de liquide purulent. Dans ce cas, les lésions de la paroi tubaire étaient beaucoup plus profondes. Non seulement il y avait épaississement des plis de la muqueuse, mais aussi une production énorme de tissu conjonctif de nouvelle formation. A l'ouverture de la trompe, on voyait de grosses excroissances, de vrais polypes du volume du doigt reposant sur la paroi tubaire. Au dessous de la muqueuse, une couche dense de tissu fibreux augmentait l'épaisseur de la paroi. Les fibres musculaires existaient encore, mais elles ne possédaient plus leur disposition régulière, et étaient comme perdues au milieu des travées de tissu fibreux.

Trouve-t-on les micro-organismes de la suppuration dans le pus de la pyo-salpingite? On les a observés dans quelques cas exceptionnels, mais d'ordinaire, ils font tout-à-fait défaut. Ce fait peut s'expliquer si l'on songe que les lésions sont d'ordinaire fort anciennes, que des adhérences anormales ont oblitéré la cavité de la trompe, et qu'il est très difficile à ces micro-organismes de vivre dans une cavité close. Les pièces que nous avons examinées proviennent de malades qui souffraient déjà depuis deux, trois ou quatre années et je dois dire que j'y ai vainement cherché les microcoques de la suppuration. Peut-être s'y trouvaient-ils au début du travail inflammatoire, et s'y sont-ils détruits au bout d'un temps assez long,

*Salpingite blennorrhagique.* — Je n'ai eu l'occasion d'observer cette forme de salpingite qu'une fois pendant ces dernières années. C'était chez une jeune fille morte de pneumonie et qui présentait en même temps de la vulvite aiguë, de la vaginite et de la métrite interne (1), les deux trompes étaient remplies et distendues par un muco-pus dans lequel on trouvait surtout, au microscope, des cellules cylindriques à cils vibratiles. Le liquide puriforme était, en presque totalité, composé de cellules cylindriques détachées. Celles-ci avaient subi la dégénérescence muqueuse, mais souvent aussi elles étaient détachées en fragments composés de plusieurs cellules en palissade avec leurs cils vibratiles et leurs noyaux, le tout très bien conservé. Il y avait en outre

(1) Communication par M. Klippel à la Société anatomique (séance de mai 1887).

avec elles quelques leucocytes. Nous avons vainement cherché dans ce pus des microbes de la blennorrhagie, ce qui nous fait douter, jusqu'à un certain point, qu'il s'agit de cette maladie dans ce fait. En effet, Noeggerath a trouvé dans la trompe extirpée dans la salpingite blennorrhagique deux espèces de microbes semblables à ceux de la blennorrhagie; Westermark et Orthmann y ont rencontré de véritables gonocoques.

Sur les coupes transversales de la trompe, les végétations villeuses étaient très développées, mais assez minces, extrêmement vascularisées, pourvues de vaisseaux capillaires très dilatés siégeant dans toute leur étendue, très larges aux points de jonction des végétations transversales; les vaisseaux étaient également très dilatés dans la paroi cellulomusculaire de la trompe.

Les végétations et villosités étaient couvertes d'une couche de longues cellules cylindriques pourvues de cils vibratiles parfois desquamées par places, accumulées au contraire en grandes masses dans les dépressions placées entre les plis. Cette desquammation partielle pouvait être mise dans ce fait sur le compte de la décomposition cadavérique, car l'autopsie était faite trente heures après la mort.

4° *Hématosalpinx.* — L'hémorrhagie de la trompe est une lésion commune; c'est une fonction régulière intermittente de cet organe que de transporter du sang venant de l'ovaire ou de la muqueuse même pendant les règles. Il suffit que l'orifice utérin soit oblitéré pour que ce liquide s'y accumule. Si l'orifice du pavillon est perméable, du sang s'épanche en petite quantité dans le péritoine. Si le conduit est oblitéré à ses deux bouts, on aura affaire à une hémorrhagie enkystée dans laquelle le sang subira ses métamorphoses habituelles.

L'irritation, l'inflammation chronique amenées par la présence du sang détermineront des lésions de salpingite chronique.

Inversement la salpingite, à ses divers états, pourra être elle-même la cause d'hémorrhagies. Il suffira pour cela que des vaisseaux de nouvelle formation des bourgeons se rompent sous l'influence d'une compression de veines, de la menstruation etc. Aussi l'hémato-salpinx est-il un accident souvent noté dans les salpingites aiguës ou chroniques, dans les kystes ovariques, dans les myomes utérins, etc. Nous citerons aussi pour mémoire les grossesses tubaires dans lesquelle le placenta et l'œuf remplissent la trompe et pourraient en imposer à première vue pour une hémorrhagie.

De ce qui précède, on peut déduire quelles sont les altérations variées qu'on trouvera à l'examen des trompes lorsqu'elles sont le siège d'hémorrhagies. Nous n'y insisterons pas.

Nous rappellerons seulement un examen d'hémato-salpinx que nous avons fait cette année à la suite d'une opération de M. Terrillon.

Il s'agissait d'une femme de 30 ans, mariée, n'ayant jamais eu de grossesse ni de fausse couche et qui avait éprouvé les signes d'une pelvi-péritonite trois ans auparavant. Au bout de ce temps M. Terrillon trouva en l'examinant une tumeur des annexes du côté droit qui, ponctionnée, donna issue à 420 grammes de sang et qu'il reconnut pour une trompe dilatée par un épanchement sanguin considérable. Mais la ponction n'empêcha pas la poche de se remplir de nouveau et de se distendre encore davantage à chaque époque menstruelle.

Au début des règles il s'écoulait quelques gouttes de sang par l'utérus, puis l'écoulement cessait et toute l'hémorrhagie menstruelle se passait dans la trompe dilatée.

Trois ans après la malade se décidait à l'opération radicale, à l'ablation de la trompe qui fut pratiquée par M. Terrillon (1).

Il s'agissait d'une tumeur allongée, de 12 centimètres environ de longueur, lisse à la surface, recouverte par le péritoine, composée d'une paroi assez épaisse, de nature fibreuse, et tapissée, à son intérieur, d'une muqueuse hérissée de villosités et végétations visibles à l'œil nu. On

(1) Les pièces ont été présentées à la Société anatomique et à l'Académie de médecine (séance du 6 décembre 1887).

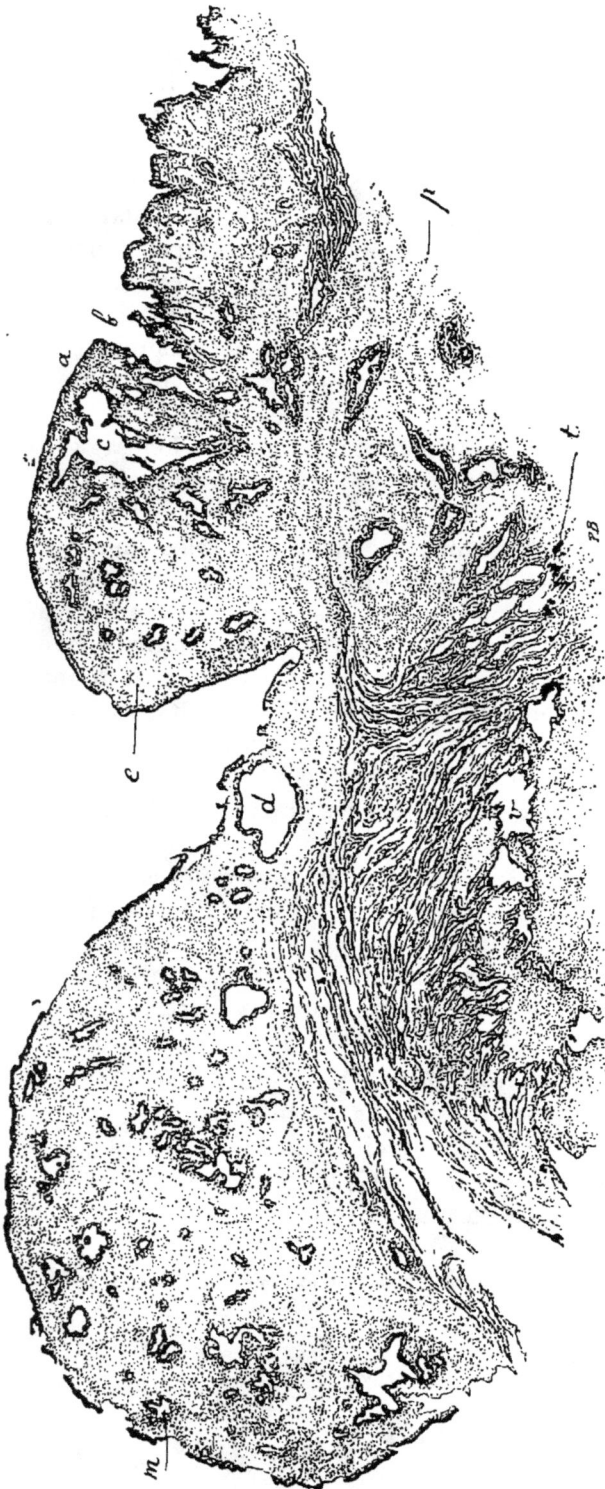

Fig. 128. — Coupe de la trompe dans un cas d'hématosalpingite présentant des tumeurs fibreuses saillantes pédiculées ou sessiles.

*a.* Surface couverte d'épithélium.
*b.* Enfoncements entre les saillies villeuses.
*c.* Cavités anfractueuses tapissées d'épithélium.
*d.* Cavité formée par une anastomose en arcades de deux villosités.

*e.* Tissu conjonctif devenu dense et fibreux dans les saillies fibreuses.
*p.* Tissu conjonctif induré.
*t.* Tissu conjonctif de la muqueuse.
*v.* Vaisseau.

on voyait, en outre, à sa surface muqueuse, des bosses saillantes et assez dures.

L'examen microscopique, pratiqué sur des coupes comprenant toute l'épaisseur de la paroi, a montré (voir la figure ci-contre, les particularités suivantes.

A sa surface interne, des saillies villeuses à extrémités libres ou anastomosées en arcades, tapissées par un épithélium cylindrique à cils vibratils. Les cellules en sont longues, en palissade, formant un revêtement continu sur toutes les végétations. Au-dessous de cette couche superficielle, le tissu profond de la muqueuse est très vascularisé et présente beaucoup de cellules ovoïdes de tissu conjonctif en prolifération. Au-dessous se trouvent du tissu conjonctif, des vaisseaux et des faisceaux de fibres musculaires lisses.

Les grosses bosselures saillantes, adhérentes par un pédicule ou par une large base d'implantation, sont formées de tissu fibreux fasciculé, dont les faisceaux larges et réfringents sont séparés par des cellules rondes plus ou moins nombreuses par places. Ces bosselures sont irrégulières, parfois villeuses à leur surface, couvertes du même épithélium cylindrique ; elles présentent aussi, irrégulièrement répandues dans leur tissu, des cavités étroites en doigt de gant, avec des renflements latéraux et terminaux, parfois villeuses à leur surface, toujours tapissées par de l'épithélium cylindrique à cils vibratiles, cavités qui viennent s'ouvrir à leur surface.

Il semble, au premier abord, qu'il s'agisse de glandes en tubes.

L'une de ces grosses végétations fibreuses était reliée à la surface interne de la poche, non seulement par un pédicule, mais aussi par d'autres arcades situées à côté du pédicule. Ces arcades, qui se confondent, d'une part, avec le tissu de la muqueuse, d'autre part, avec le tissu de la grosse végétation, offraient aussi, à leur surface, de petites végétations secondaires, et le tout était revêtu du même épithélium cylindrique.

Il est hors de doute que cette cavité n'est autre que celle

de la trompe. La structure de la muqueuse are ses saillies tapissées d'épithélium cylindrique, sa paroi contenant des faisceaux de muscles lisses en sont la preuve.

Nous avons aussi un supplément de démonstration dans la présence des anastomoses en arcades des villosités de la trompe qui reproduisent absolument ce qu'on observe dans les salpingites chroniques.

Nous considérons les grosses végétations devenues fibreuses comme résultant de l'union et de l'inflammation chronique d'un certain nombre de végétations contiguës qui se sont soudées tout en laissant des interstices entre elles, interstices tapissés de cellules cylindriques qui simulent des glandes en tubes.

On peut comprendre ce processus par la connaissance que nous avons des lésions anatomiques de la salpingite chronique.

Mais la forme, la grosseur de ces végétations saillantes, la dilatation de la trompe et l'épaississement de sa paroi en font une observation tout à fait exceptionnelle et que nous aurions de la peine à expliquer si nous ne connaissions pas la nature histologique des végétations de la salpingite purulente chronique.

Les symptômes observés, cette menstruation se faisant régulièrement ponctionnait, cet écoulement menstruel artificiel, par le trocart, constituent aussi un fait bien curieux et exceptionnel.

5º *Salpingite tuberculeuse.* — Les tubercules de la trompe, développés primitivement ou consécutivement à des granulations du péritoine voisin, se reconnaissent généralement à l'œil nu par l'accroissement de volume de l'organe, par les granulations semi tranparentes ou jaunes qui existent à sa surface et dans sa paroi musculaire et par l'opacité, l'état caséeux du liquide qu'elle contient. Après l'ouverture longitudinale de la trompe, on reconnaît qu'elle est dilatée, que la paroi épaissie montre des îlots tuberculeux visibles le plus souvent à l'œil nu et qu'elle contient un liquide plus ou moins épais, puriforme, caséeux, grumeleux dont les caractères sont les mêmes que ceux de la tuberculose du corps de l'utérus. Nous avons déjà indiqué, à propos de cette dernière maladie, quel était le degré comparatif de fréquence de la tuberculose des divers segments des organes génitaux de la femme. Beaucoup de détails histologiques dans lesquels nous sommes entrés à propos de la métrite tuberculeuse s'appliquent aussi à la salpingite de même nature, ce qui abrègera d'autant notre description.

J'ai pu faire deux fois l'examen histologique de trompes tuberculeuses enlevées sur le vivant par MM. Péan et Routier.

Dans une opération de laparotomie, faite par M. Péan, pour enlever la trompe et l'ovaire, la trompe montrait des lésions tuberculeuses plus rapprochées de leur début. Il y avait des granulations tuberculeuses à la surface péritonéale de la trompe qui était dilatée. La coupe de la paroi et sa surface interne offraient aussi quelques îlots jaunâtres caséeux au milieu d'un tissu grisâtre.

Les coupes transversales obtenues après durcissement dans l'alcool montraient un épaisissement de la paroi et des végétations très hypertrophiées, très ramifiées. Dans l'épaisseur et à la surface interne de ces végétations et villosités, on trouvait très souvent des cellules géantes considérables, avec des noyaux multiples ovoïdes affectant souvent la forme de bâtonnets repliés, sinueux ou arborisés. La surface libre des villosités et plicatures était tapissée presque partout de cellules cylindriques à cils vibratiles. Par place, ces cellules épithéliales étaient modifiées, en transformation muqueuse et granuleuse ou bien elles étaient desquamées et libres dans du mucus, avec quelques globules de pus. La coloration de cinq coupes avec la rubine, dans le but de chercher des bacilles de la tuberculose, ne nous en a pas fait découvrir. Il y avait dans ce cas quelques figures de karyokinèse dans des cellules volumineuses situées auprès des cellules géantes. En outre des cellules géantes et des petits follicules tuberculeux développés dans les végétations, il y avait des follicules plus ou moins volumineux, contenant des cellules géantes, dans la paroi fibro-musculaire du conduit.

M. Routier nous a porté aussi au laboratoire deux trompes

opérées par M. Horteloup et par lui et dont l'une était atteinte de salpingite tuberculeuse.

Il a été fait allusion à cette observation par M. Horteloup dans la séance du 12 octobre 1887 de la Société de chirurgie.

L'une des deux trompes était allongée, sinueuse, bosselée, volumineuse et présentait à son union avec l'utérus, un kyste ou plutôt une dilatation renfermant une sérosité verdâtre, séro-purulente. Le liquide n'a pas été examiné au point de vue bactériologique; le kyste avait du reste été crevé pendant l'opération. Sur les coupes de ce kyste de la trompe observées avec M. Toupet, on voyait une couche continue de tissu embryonnaire, sans saillies, à sa surface interne. Au-dessous de cette couche interne, il y avait un tissu fibreux parsemé de follicules tuberculeux parfaitement nets dont plusieurs renfermaient des cellules géantes multinucléées. La paroi de la trompe était infiltrée de petites cellules et offrait aussi quelques follicules tuberculeux.

Dans la couche de tissu fibreux intermédiaire entre la paroi et là couche embryonnaire, on trouvait des inclusions d'épithélium, provenant des cellules épithéliales du revêtement de la muqueuse de la trompe : ces inclusions d'épithélium présentent la forme de glandes en tubes. A leur périphérie, on observe des cellules d'épithélium cylindrique disposées régulièrement en palissade. Dans la partie centrale de l'inclusion, il existe des cellules arrondies ou ovoïdes, pâles, se colorant en jaune par le picro-carminate et dont les noyaux ne sont plus visibles. C'est un amas de cellules mortifiées et devenues muqueuses, agglutinées les unes avec les autres.

Plusieurs préparations ont été colorées avec la rubine en vue de rechercher les bacilles de la tuberculose. Cette recherche a donné des résultats négatifs.

L'autre trompe était moins dilatée. Les coupes n'ont pas montré de granulations ni de follicules tuberculeux, mais seulement les lésions de la salpingite catarrhale et purulente.

Cette observation diffère de celle de M. Péan au point de vue du siège des follicules tuberculeux. Ils étaient situés profondément tandis que ceux de l'observation précédente siégeaient surtout à l'extrémité des végétations de la muqueuse.

# CANCERS DE L'UTÉRUS

Recueillie par M. le Dr Touret.

Es néoplasmes utérins de mauvaise nature, les cancers, au sens clinique du mot, appartiennent presque constamment à l'épithéliome. Les sarcomes, en effet, y sont assez rares; j'en ai examiné plusieurs et en particulier deux cas de M. le Dr Polaillon et deux de M. le Dr Péan l'année dernière. Les tumeurs malignes développées primitivement dans le col ou le corps de l'utérus, appartiennent toujours, à l'exception du sarcome, à l'épithéliome. L'épithéliome utérin est très fréquent. Il résulte des statistiques générales relatives au cancer, que la femme en est deux fois plus souvent atteinte que l'homme; ce surcroît de fréquence doit être porté à l'actif de l'utérus et du sein, l'utérus entrant d'ailleurs dans l'énorme proportion de 30 0/0 sur la totalité ces cas observés. Les cancers des orifices, des lèvres, de l'anus, du cardia et du pylore, qui passent pour fréquents, sont loin d'égaler sous ce rapport ceux de l'utérus. Pourquoi cette fréquence? On a, pour l'expliquer, invoqué un certain nombre de causes; mais elles sont sans valeur, et vous me permettrez de les passer sous silence.

Il faut distinguer dans l'utérus les épithéliomes du col et ceux du corps; car si le plus souvent c'est au niveau du col que la tumeur débute, il arrive parfois de voir la néoplasie se développer primitivement dans le corps, et les faits de ce genre, pour être moins fréquents, n'en sont pas moins intéressants, et méritent une description à part.

*Épithéliome du col.*

L'épithéliome du col débute de plusieurs façons.

A. — Tantôt c'est au niveau de la portion vaginale du museau de tanche, sur la partie externe de l'une des lèvres, qu'apparaît la première induration néoplasique; plus tard c'est une saillie indurée, bientôt un véritable bourgeon parfaitement constatable au toucher; en même temps qu'il se développe en surface, le néoplasme envoie des prolongements dans la profondeur, soit au milieu des couches musculaires, soit entre l'utérus et la couche péritonéale; la muqueuse de l'orifice externe, longtemps indemne, se prend à son tour, puis l'autre lèvre est atteinte, et bientôt l'on a une masse végétante et bourgeonnante faisant d'une part saillie dans le vagin, s'insinuant d'autre part entre les différents plans musculaires, et transformant, détruisant enfin la muqueuse de la cavité du col.

Au début, la tumeur donne au toucher une sensation d'induration bourgeonnante, de consistance presque cartilagineuse, mais peu à peu toutes les végétations vont s'ulcérer et se nécroser à leur surface, se recouvrir par place d'une couche grise pseudo-membraneuse, et il ne restera plus qu'une vaste ulcération. Celle-ci présente des bourgeons et des débris, des lambeaux blanchâtres appendus au tissu cellulo-vasculaire situés au milieu d'un liquide blanchâtre ou séreux, sanieux plus ou moins teinté par le sang. Lorsqu'on lave la pièce et qu'on la place sous l'eau, on voit flotter les filaments et les végétations généralement friables dont se compose la tumeur.

B. — Tantôt c'est au niveau de l'ouverture du museau de tanche lui-même que le cancer se développe; sur le bord de l'une des lèvres on voit s'élever une végétation bosselée, verruqueuse; au spéculum on aperçoit à côté de l'orifice encore libre une saillie rouge qui soulève la muqueuse; au toucher cette saillie est dure; dans cette forme, l'extension est assez rapide; les deux lèvres deviennent bientôt volumineuses, elles se recouvrent de gros bourgeons; la muqueuse de la cavité cervicale et celle de la portion vaginale du col sont envahies en même temps presque dès le début, et en très peu de temps, plus vite que dans le mode de début précédent, on voit se développer des bourgeons en choux-fleurs durs qui se renversent en dehors comme un champignon qui remplit le fond du vagin. Le néoplasme finit par se ramollir, se désagréger, s'ulcérer et tomber en détritus.

c. — Dans d'autres circonstances, c'est dans l'intérieur même du col et à la surface de sa muqueuse que se forment les premiers bourgeons néoplasiques ; ils apparaissent à l'orifice externe sous forme de végétation ou de polypes pédiculés, ces polypes sont irréguliers, formés d'un tissu blanc grisâtre ; en même temps, toute la muqueuse cervicale se prend, la néoplasie détermine un épaississement grisâtre de la muqueuse et du tissu cellulo-vasculaire ; il se forme, à la surface, des végétations en partie recouvertes de pseudo-membranes grisâtres, nécrosiques, en partie ulcérées ou détruites. Bientôt la muqueuse du corps elle-même est envahie, et on a affaire à une infiltration néoplasique de toute la cavité du corps en même temps qu'à des productions végétantes plus considérables, qui occupent tout le col et déterminent la production d'une masse bourgeonnante et saillante, ulcérée dans le vagin ; finalement la lésion est à peu près la même que dans les cas précédents ; elle en diffère cependant par ce fait que le cancer envahit la surface de la cavité du corps qui est généralement respectée lorsque la lésion a débuté par le museau de tanche et surtout par sa portion externe recouverte par la muqueuse vaginale.

Voilà, Messieurs, trois modes de début différents souvent constatés en clinique ; vous voyez que finalement ils aboutissent, plus ou moins rapidement d'ailleurs, à des résultats à peu près identiques.

Que le néoplasme ait débuté par la portion externe, vaginale du museau de touche, ou par son orifice externe, ou par la muqueuse de la cavité cervicale, les choses marchent toujours de la même façon.

Le tissu cellulaire autour du col est rapidement envahi ; là se trouvent la vessie, les uretères avec les nombreux lymphatiques qui les entourent ; le cancer gagne ces régions, et après l'hystérectomie, c'est à ce niveau que vont apparaître les premières traces des récidives. En même

temps, le col utérin lui-même se prend progressivement ;
les bourgeons se sont ulcérés, puis à l'ulcération a fait suite
une période de mortification, une sorte de gangrène a envahi les parties néoformées. Le néoplasme est en contact
avec des liquides et des substances irritantes qui amènent
une nécrose des portions superficielles ; les vaisseaux throm-
bosés ou remplis d'éléments épithéliaux résistent plus que
les autres parties de la tumeur, et ils restent quelque temps
pendants à la surface de l'ulcération sous forme de débris
flottants, accompagnés parfois de pseudo-membranes formées d'un réseau fibrineux dans les mailles duquel on
trouve des cellules épithéliales mortifiées.

Au-dessus des parties nécrosées, les vaisseaux sont souvent oblitérés, soit par des caillots sanguins, soit par des
bourgeons épithéliaux ou par des accumulations d'épithélium dans leur calibre : les lymphatiques eux-mêmes ne
sont pas épargnés ; tout, en un mot, contribue à hâter la
mortification, et l'utérus est finalement réduit à un véritable moignon à surface inférieure irrégulière, infiltrée de
cancer. Lorsque la lésion date d'un certain temps, un an
ou deux ans, l'utérus est réduit à une sorte de calotte ayant
seulement 3 à 4 centimètres de hauteur, et représentant seulement la partie supérieure du corps.

Dans les deux premiers modes de début que nous avons
indiqués précédemment, la destruction de l'utérus, son
envahissement à partir du col, s'effectuent suivant une
ligne horizontale ; la perte de substance comprend à la fois
la paroi et la muqueuse. Mais dans le troisième mode d'invasion, dans le néoplasme débutant par la muqueuse du
col, l'invasion de la lésion se continue au niveau de la muqueuse du corps. Aussi, lorsqu'on a affaire à cette variété,
trouve-t-on un cancer généralisé à toute la muqueuse du
corps et en partie à la paroi musculeuse, sans qu'il y ait
de perte de substance régulièrement limitée à la partie
inférieure de l'utérus.

Les ganglions correspondants sont également pris ; les
ganglions pelviens, les ganglions sacro-lombaires ; quelquefois, mais bien plus rarement les ganglions inguinaux sont
envahis par le cancer.

Il est intéressant aussi d'examiner ce que devient le tissu conjonctif ambiant. Il s'enflamme, s'indure, en même temps qu'il s'infiltre d'éléments épithéliaux ; de là résultent les adhérences soit avec le rectum ou la vessie et des perforations consécutives, de là aussi le rétrécissement et l'oblitération possible des uretères amenant de l'hydronéphrose simple ou purulente. C'est surtout autour du rectum que l'épaississement du tissu conjonctif devient énorme ; le cul-de-sac de Douglas est effacé ; les vaisseaux et les nerfs qui passent sur les côtés et en arrière du petit bassin, les branches d'origine des nerfs sciatiques, peuvent être atteints de cancers secondaires, entraînant à leur suite des œdèmes ou des accidents névralgiques, des douleurs intolérables.

Toutes ces complications, je les ai observées bien souvent et en particulier en 1864, année pendant laquelle j'eus l'occasion de faire à la Salpêtrière, dans le service de M. Charcot, dont j'étais l'interne, 50 autopsies de cancer de l'utérus.

Si nous passons maintenant à l'examen histologique de ces cancers du col de l'utérus, nous voyons qu'il s'agit, dans presque tous les cas, d'épithéliomes tubulés, formés par des tubes remplis complètement de cellules et n'offrant pas de lumière centrale.

## Histologie des épithéliomes du col de l'utérus.

Il n'existe au col que des tumeurs primitives. Tous les néoplasmes malins du col, comme du corps, sont toujours des épithéliomas.

J'ai examiné l'an dernier un épithélioma du col à son début, qui avait pour point de départ la partie externe du museau de tanche. La néoplasie siégeait en un point de la portion vaginale du col situé en dehors de l'orifice externe et elle avait envahi le tissu conjonctif et la paroi musculeuse du col en s'étendant à deux centimètres au-dessus de son point de départ, tout en respectant l'orifice externe et la muqueuse de la cavité du col. L'utérus avait été enlevé par M. Péan.

Sur les coupes comprenant à la fois la muqueuse de la cavité du col, son orifice externe, sa portion vaginale et

tout le néoplasme, et examinées à un faible grossissement,
on voyait d'abord la muqueuse de la cavité cervicale parfaitement intacte avec son épithélium cylindrique et ses
glandes ; le tissu conjonctif profond de la muqueuse était
seulement enflammé et présentait des cellules migratrices ;
la néoplasie était formée de grand tubes anastomosés, à
expansions latérales, remplis de cellules d'épithélium pavimenteux. Ce tissu anormal se continuait jusqu'à la surface
de la muqueuse vaginale qui recouvre le museau de tanche.
L'orifice de ce dernier était intact.

Les épithéliomas qui débutent par l'orifice externe du
col et en même temps ou peu de temps après par la
muqueuse vaginale du col sont constamment aussi des
épithéliomas à cellules pavimenteuses. Leur structure répond
à l'épithéliome pavimenteux tubulé ou lobulé. Le plus
souvent les cavités tubulaires remplies de cellules pavimenteuses sont très larges et ressemblent à de grandes
rivières, s'envoyant des expansions latérales et se terminant
par des culs-de-sac : les cellules qui y sont contenues adhèrent
les unes avec les autres.

Par place, on y voit des cellules en dégénérescence muqueuse. Ces tubes sont parfois si larges qu'on pourrait tout
aussi bien en faire de l'épithélioma lobulé. Assez souvent,
au milieu des lobes de l'épithélioma lobulé, on rencontre
des globes épidermiques cornés, tout à fait semblables à
l'épithélioma cutané ou à celui de la muqueuse bucco-lin-
guale. Ainsi, épithélioma tubulé ou lobulé, avec ou sans
globes épidermiques, telle est la forme histologique que
présente le cancer débutant au niveau du museau de tanche.

Si le début se fait par l'intérieur du col, ce n'est pas tout
à fait la même lésion que l'on observe. C'est bien encore
d'un épithélioma tubulé qu'il s'agit, mais il est différent du
précédent.

Il y a quelques jours, M. Schwartz nous a apporté un
bourgeon de la muqueuse du corps de l'utérus qu'il avait
enlevé dans un cas de cancer du corps ayant débuté par la
cavité cervicale.

Sur les coupes de ce bourgeon nous avons vu une surface
lisse non ulcérée, et au-dessous de cette surface des alvéoles

ayant l'apparence de glandes en tube de la muqueuse du
corps hypertrophiées. Sur la paroi des alvéoles étaient implantées des cellules cylindriques disposées tantôt sur une
seule couche, comme dans les glandes hypertrophiées,
tantôt sur plusieurs couches, la couche périphérique étant
toujours formée d'éléments bien nettement cylindriques.

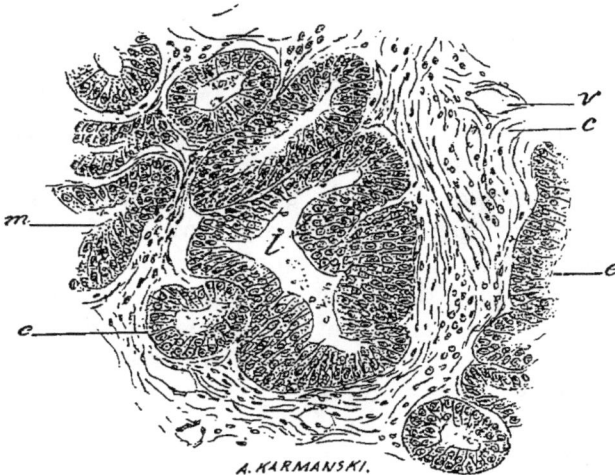

A. KARMANSKI.

Fig. 29. — Epithélioma du corps utérin ayant débuté par la
partie supérieure de la cavité du col (observation de Schwartz).
*m*, *e*, glandes du corps de l'utérus hypertrophiées semblables
à celles qu'on observe dans l'endométrite chronique; *t*, cavité
glandulaire agrandie; les parois de la glande montrent plusieurs couches superposées d'épithélium; *e*, paroi d'une glande
analogue avec plusieurs couches de cellules; *v*, vaisseau;
*c*, tissu conjonctif. (Grossissement de 150 diamètres.)

Ainsi, la figure 29 montre en *e* des tubes glandulaires
coupés en travers n'ayant qu'une couche de cellules cylindriques. A côté de ces glandes hypertrophiées, semblables à celles qu'on trouve dans la métrite chronique, il en
est, comme en *l*, qui offrent plusieurs couches de cellules
dont les plus extérieures, en rapport avec le tissu conjonctif
ambiant, sont nettement cylindriques.

Dans l'intérieur de la lumière de beaucoup de ces alvéoles
qui répondent à la description des épithéliomes, on voyait
quelques cellules rondes, des cellules muqueuses ou des éléments en dégénérescence graisseuse.

Dans certaines cavités où les éléments étaient disposés
sur plusieurs couches, il y avait des bourgeons vascularisés
faisant saillie, bourgeons garnis de cellules métatypiques
avec de gros noyaux et de gros nucléoles. Les cellules disposées en palissade, à la surface interne des alvéoles, sont
presque toujours séparées de la paroi par un espace clair
(o; fig. 30). Cette paroi n'est d'ailleurs pas constituée par une
couche conjonctive nette et bien distincte du tissu voisin,
comme la paroi des glandes ; elle est formée par des fibres
conjonctives disposées sans ordre.

La figure 30 représente, à un faible grossissement, cette
disposition des cellules dans les alvéoles pseudo-glandulaires.

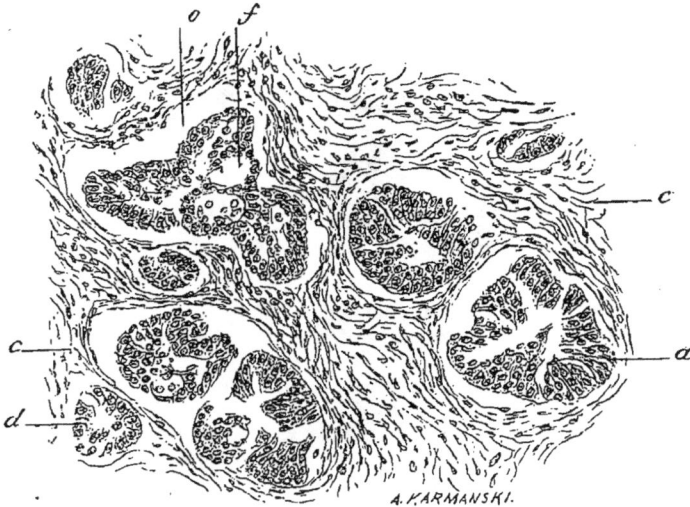

FIG. 30. — Epithélioma du corps utérin ayant débuté par le col (obs.
de Schwartz). c, c, tissu conjonctif ; a, cavité remplie de cellules
dont les plus externes sont cylindriques. Ces cellules ont de la
tendance à se détacher de la paroi. Cette séparation est très nette
en o. Au milieu des ilots épithéliums on constate souvent des
cavités f, remplies de cellules muqueuses ou de grandes cellules en
dégénérescence muqueuse. (Grossissement de 150 diamètres.)

La figure suivante donne cette disposition de l'épithélioma examiné avec un fort grossissement.

Les cellules b sont détachées en bloc de la paroi ; elles

sont cylindriques et adhérentes entre elles ; en *k* on voit une cellule dont le noyau est en karyokinèse. Dans la lumière du tube on trouve des cellules en dégénérescence *n*, avec des globes de nucléine ou des cellules muqueuses. La paroi *c* est constituée dans ce point par des fibres musculaires lisses.

Il s'agissait, comme on le voit dans ce cas, d'un épithélioma à cellules cylindriques.

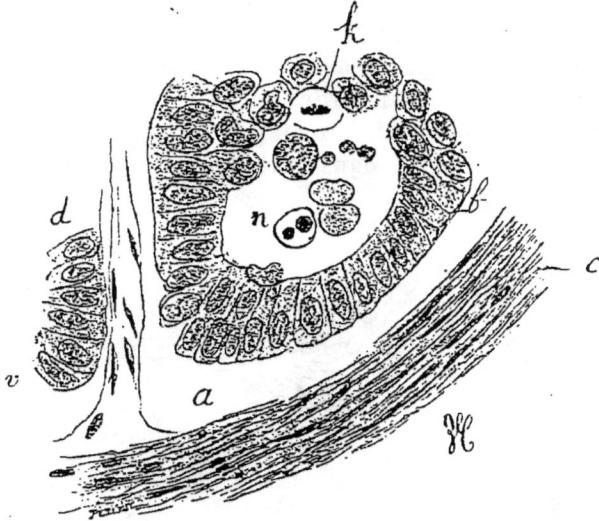

Fig. 31. — Ilots d'épithéliome de la même observation de Schwartz. *a* vide produit entre les cellules épithéliales et le tissu musculaire utérin *c*.
*b*, revêtement épithélial formé d'une couche unique de cellules cylindriques; *k*, cellules en karyokinèse; *n*, cellule libre en dégénérescence; *v*, vaisseau; *d*, cellules cylindriques appartenant à un alvéole voisin. (Grossissement de 400 diamètres.)

L'absence d'une paroi propre , le manque d'adhésion des cellules à cette pseudo-paroi sont deux caractères distinctifs importants qui permettent de différencier le cancer de la métrite simple avec néoformations glandulaires, et pour ce qui concerne le détachement des cellules, il n'y avait pas à compter ici avec les altérations cadavériques, la pièce était toute fraîche et avait été mise immédiatement dans l'alcool avant de nous être remise.

Dans des parties voisines de ces points, il existait des

dégénérescences muqueuses et des dégénérescences cavi-
taires des cellules; dans certains alvéoles on trouvait quatre
ou cinq cellules présentant les différents stades de la
division indirecte; dans d'autres points enfin on apercevait
dans les cellules des masses granuleuses encore mal connues, peut-être analogues aux parasites que l'on trouve si
souvent dans le foie chez le lapin, aux coccidies.

A côté de ces alvéoles dont l'aspect était particulier, on en
rencontrait d'autres complètement remplis de cellules polyédriques ou pavimenteuses, donnant à certaines portions
l'apparence de l'épithéliome pavimenteux tubulé.

### Histologie des épithéliomes du corps de l'utérus.

Le cancer du corps de l'utérus est beaucoup moins fréquent que celui du col; dans ces dernières années nous
n'avons pu en observer que quatre cas bien authentiques;

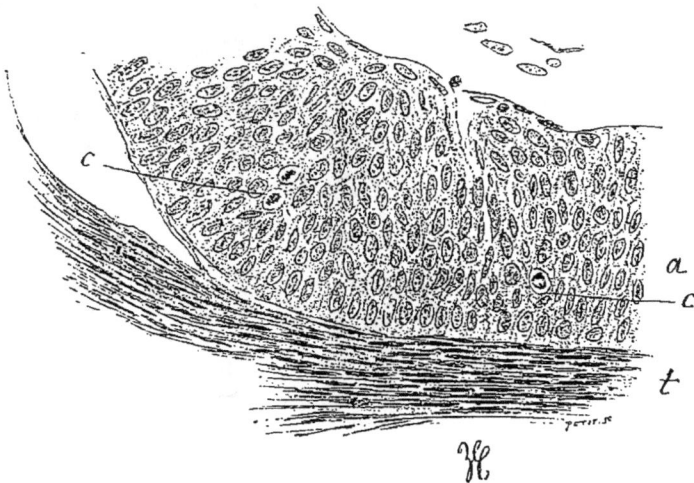

Fig. 32. — Epithélioma du corps de l'utérus (obs. de Routier). a,
couches nombreuses, stratifiées d'épithélium dont la couche profonde
est cylindrique; c, c, cellules en karyokinèse; t, tissu musculaire de
l'utérus sur lequel s'implantent directement les cellules cylindriques.
(Grossissement de 300 diamètres.)

deux nous ont été fournis par M. Routier, un par M. Pozzi,
un autre par M. Terrillon. Dans ces quatre faits de cancer
primitif du corps, nous avons trouvé des lésions identiques,

presque superposables; et nous avons tout lieu de croire qu'il doit en être de même dans l'immense majorité des cas.

La figure 32 montre cette néoplasie épithéliale à un fort grossissement. Dans la couche de cellules *a*, on voit des noyaux en karyokinèse, *c, c ;* les cellules sont implantées directement sur du tissu musculaire lisse *t*.

Il s'agissait d'épithéliomas tubulés et lobulés, avec des tubes la plupart du temps très larges et anastomosés, et offrant ceci de particulier, que la première couche de cellules implantée sur la paroi est régulièrement cylindrique ; ce sont des cellules longues avec des noyaux fortement

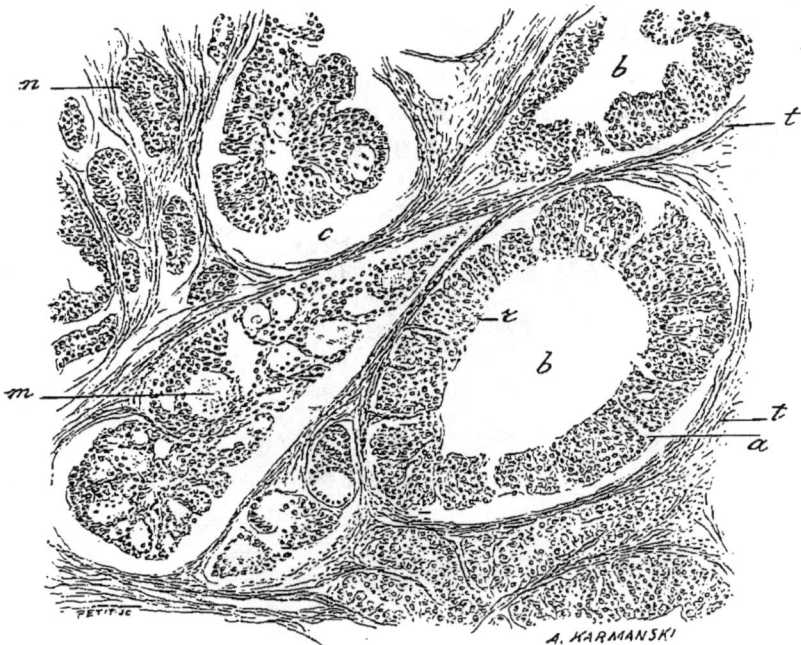

Fɪɢ. 33. — Coupe du même épithélioma du corps utérin (observation de Routier). Cette figure représente plusieurs grands lobules d'épithéliome *b*, où l'on voit la disposition des vaisseaux venus du tissu conjonctif pénétrant dans le revêtement épithélial dont ils se coiffent. Le lobule épithélial *m* montre au milieu du parenchyme cellulaire des espaces vides qui sont tantôt des sections transversales de vaisseaux, tantôt des cavités remplies de cellules en dégénérescence muqueuse ; *n*, petits alvéoles d'épithéliome. Presque partout les cellules épithéliales tendent à s'isoler de la paroi des espaces qui les renferment. (Grossissement de 120 diamètres.)

colorés; les couches successives sont formées par des cellules polyédriques, parfois pavimenteuses; les plus internes deviennent muqueuses, se chargent de granulations, et souvent l'on voit leur noyau s'atrophier complètement.

Lorsqu'on examine les coupes avec un faible grossisse-

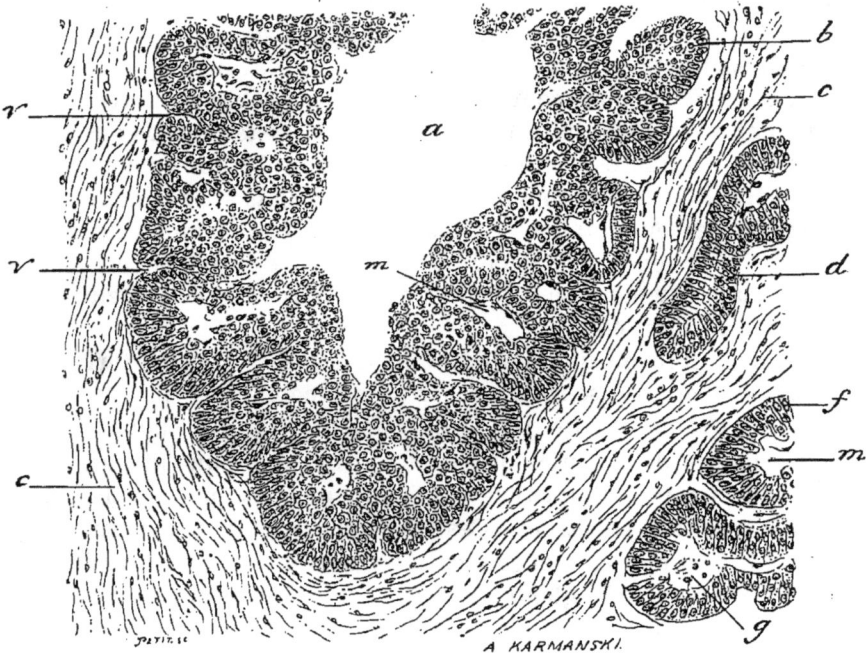

FIG. 34. — Coupe de l'utérus dans un cas d'épithélioma du corps utérin (observation Routier). — c, tissu conjonctif; d, cul-de-sac glandulaire à peine modifié; f, g, m, glandes dilatées et modifiées; leur revêtement épithélial; f est formé de cellule cylindrique mais leur cavité m, g est remplie de cellules; la membrane glandulaire fait défaut, a, grande cavité au milieu d'un lot d'épithélioma; la masse épithéliale b est pénétrée par des vaisseaux qui partent du tissu conjonctif voisin comme on le voit en u, v; m, sections obliques ou en divers sens de ces mêmes vaisseaux. (Grossissement de 150 diamètres.)

ment pour avoir une vue d'ensemble du néoplasme, on constate une quantité d'alvéoles à parois minces tapissés par des cellules épithéliales cylindriques formant seulement une ou deux couches comme en n (fig. 33). Mais en outre, on a sous les yeux de grandes cavités b, b, dont le centre est vide par suite des manipulations qu'à subies la préparation mais qui contenaient un liquide muqueux avec des cellules en suspension. Il est facile de se rendre compte du mode de formation de ces cavités. De la paroi fibreuse qui les circonscrit, on voit en effet partir des vaisseaux capillaires *a* (fig. 33) qui pénètrent dans la couche épithéliale et qui s'en coiffent. Ces vaisseaux végètent dans la couche épithéliale elle-même sous forme de papilles ; on les observe tantôt sectionnés suivant leur longueur, tantôt suivant leur largeur et ils apparaissent alors suivant une coupe transversale entourée de cellules cylindriques. Il existe de plus des cavités muqueuses comme en *m* au milieu du revêtement épithélial. Certains tubes primitivement étroits se sont donc transformés en grandes cavités à parois bourgeonnantes.

Sous l'influence de l'alcool qui rétracte les tissus, les cellules du revêtement se détachent de la paroi ainsi que cela est bien évident en *c*.

Dans la figure suivante (fig. 34), dessinée à un plus fort grossissement, on se rend encore mieux compte du processus. La grande cavité *a* est en effet tapissée de couches superposées de cellules qui sont cylindriques au niveau de leur implantation sur le tissu conjonctif et sur les vaisseaux qui les pénètrent. Ces vaisseaux sont vus suivant leur longueur en *v, v*, et coupés transversalement en *m*. En *d* on a un tube pseudo-glandulaire où il n'existe presque uniquement que des cellules cylindriques typiques.

A côté de ces lésions nettement épithéliomateuses, on trouve en effet presque constamment les altérations de la métrite chronique simple. Aussi faut-il toujours multiplier les recherches et ne pas se contenter de l'examen de petits fragments, sous peine de s'exposer à de grosses erreurs.

J'ai déjà insisté plus haut sur les principaux caractères qui permettent de distinguer ces épithéliomas des métrites simples ; je vous les ai énumérés longuement à propos du cancer du col débutant par la muqueuse ; les mêmes règles sont applicables pour différencier les métrites du corps du cancer épithélial ; l'absence de paroi nettement distincte autour des lobules, le détachement des cellules épithéliales, l'absence de cils vibratiles à la surface des cellules cylindriques, la présence de plusieurs couches de cellules, sont

les principaux points de repère qui nous serviront à dia-
gnostiquer l'épithéliome du corps des lésions de l'endométrite chronique de cette cavité. Il est très probable d'ailleurs
que les tubes et lobules d'épithélioma se développent aux
dépens des tubes glandulaires.

La grande quantité de cellules cylindriques dans ces for-
mations tubulées ou lobulées, distingue ces épithéliomas du
col et du corps de l'utérus des épithéliomas tubulés pavimenteux ordinaires, de ceux par exemple qui se développent dans la peau. Ils présentent en réalité une forme spéciale en rapport avec les éléments de la muqueuse où ils se
sont développés.

A une période avancée de son évolution, le cancer du

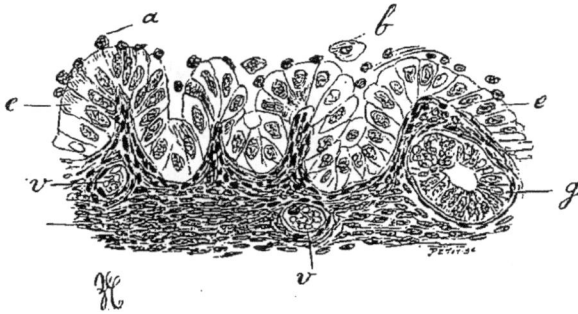

Fig. 35. — Muqueuse du col de l'utérus comprimée et
atrophiée au niveau d'un cancer développé dans ses
couches profondes (observation de Routier). e, e, cellules du revêtement épithélial claires, muqueuses, n'ayant
plus de cils vibratils; a, cellules migratrices situées à
la surface de l'épithélium; b, une cellule épithéliale
desquamée; t, tissu conjonctif comprimé de la muqueuse;
v, vaisseau; g, tube glandulaire. (Grossissement de
300 diamètres.)

corps peut s'ulcérer; mais au début nous avons trouvé dans
un cas de M. Routier la muqueuse conservée et soulevée
au-devant des lobules épithéliaux.

La muqueuse du corps était tantôt bien reconnaissable
ainsi qu'en témoigne la figure 35; ses cellules épithéliales e
étaient très bien conservées, bien que couvertes par quelques cellules migratrices a; ses glandes g étaient atro-

phiées mais bien reconnaissables; leurs cellules cylindriques étaient petites. Le tissu conjonctif *t* était comprimé, tassé et peu épais. Dans d'autres parties la muqueuse était réduite à une très mince couche de tissu conjonctif recouvert d'une simple rangée de cellules cylindriques de revêtement.

Bientôt les couches musculaires sont infiltrées par la néoplasie; il peut y avoir une propagation du côté des trompes et des ovaires.

Le nombre des faits observés n'est pas encore suffisant pour que l'on puisse dès maintenant porter un pronostic général sur les épithéliomas du corps, cependant il semble qu'après l'ablation totale de l'utérus, la récidive soit moins rapide que dans le cancer du col.

D'ailleurs l'histoire chirurgicale de ces cancers est encore à l'étude, c'est un sujet tout à fait d'actualité, c'est pourquoi j'ai tenu à vous donner les éléments d'une classification anatomique, espérant qu'elle pourra être de quelque utilité pour les recherches ultérieures.

# TABLE

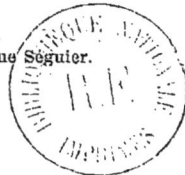

Paris. — Imp. A. LANIER ET SES FILS, 14, rue Séguier.

PARIS. — IMPRIMERIE A. LANIER ET SES FILS

14 RUE SÉGUIER, 14

www.ingramcontent.com/pod-product-compliance
Lightning Source LLC
Chambersburg PA
CBHW071900200326
41519CB00016B/4477